智慧蓝领健康指南

施佳华 周如女 王韬 主编

上海科学技术文献出版社
Shanghai Scientific and Technological Literature Press

图书在版编目（CIP）数据

智慧蓝领健康指南 / 施佳华，周如女，王韬主编．一上海：上海科学技术文献出版社，2021 (2021.8重印)
ISBN 978-7-5439-8343-4

Ⅰ．① 智…　Ⅱ．①施…②周…③王…　Ⅲ．①卫生知识—指南　Ⅳ．① R1-62

中国版本图书馆 CIP 数据核字 (2021) 第 111893 号

选题策划：张　树
责任编辑：苏密娅
封面设计：合育文化

智慧蓝领健康指南
ZHIHUI LANLING JIANKANG ZHINAN
施佳华　周如女　王　韬　主编
出版发行：上海科学技术文献出版社
地　　址：上海市长乐路 746 号
邮政编码：200040
经　　销：全国新华书店
印　　刷：常熟市人民印刷有限公司
开　　本：650mm×900mm　1/16
印　　张：17
字　　数：205 000
版　　次：2021 年 7 月第 1 版　2021 年 8月第 2次印刷
书　　号：ISBN 978-7-5439-8343-4
定　　价：68.00 元
http://www.sstlp.com

编 委 会

主　审： 唐　琼　上海市计划生育协会

唐文娟　上海市健康促进中心

主　编： 施佳华　上海市黄浦区人口和计划生育指导中心

周如女　同济大学附属东方医院

王　韬　同济大学附属东方医院

副主编： 王夏婷　上海市黄浦区人口和计划生育指导中心

李　俊　上海市徐汇区中心医院

周　璐　华东疗养院

编　委： 王　军　全国劳模、中华技能大奖、上海工匠，中国宝武集团宝山钢铁股份有限公司蓝领科学家、宝钢股份公司热轧厂技能专家

陆亚明　全国劳模、上海工匠，上海绿波廊酒楼总经理

沈志刚　上海创蓝检测技术有限公司副总经理

吕韵佳　上海市黄浦区人口和计划生育指导中心

马丽莉　同济大学附属东方医院

金　晶　同济大学附属东方医院

刘圣洁　同济大学附属东方医院

张梅英　同济大学附属东方医院

宋黎翼　同济大学附属东方医院

刘　娜　同济大学附属东方医院

刘　璐　同济大学附属东方医院

王怡菲　同济大学附属东方医院

前 言

为进一步提升城镇劳动者的健康科学素质，中国科协、人力资源社会保障部、全国总工会、全国工商联决定联合开展“智慧蓝领”专项行动，目标是到2020年，城镇劳动者科技教育取得长足发展，建成适应创新型国家建设需求的“智慧蓝领”专项行动组织实施、保障条件、监测评估体系，助力新时期产业工人队伍建设改革。其中，推进优质科普资源的开发是专项行动中重要的工作目标。

本书以“中国科协智慧蓝领”项目（上海专项行动）1.6万名蓝领劳动者大调研数据为基础，精准对焦蓝领人群的健康问题、知识需求度、认知观念，检索、整理、汇总、简化专业医疗知识。编排方面，本书充分考虑蓝领人群的健康需求，如：第一篇基础疾病篇中，蓝领人群最常见的16种疾病依据蓝领体检中的常见病、多发病的顺序进行排列，使本书更贴近蓝领人群的生活和工作。第二篇公共卫生篇、第三篇生殖健康篇和第四篇灾难逃生技能篇，亦贴合蓝领的实际需求科普健康知识和健康技能。第五篇蓝领风采篇展示了来自各行各业蓝领代表的健康感悟和健康风采。附录部分为本市各级医疗机构和公共卫生服务机构提供的各类健康服务信息，便于指导蓝领科学就医、主动寻求和利用健康服务。本书简单易懂，能帮助蓝领工作者们将专业知识与日常生活相结合，从而提高自身健康意识，助力“智慧蓝领”专项行动的落地实施。

本书使用真实的蓝领劳动者的健康态度和疾病实例作为章节引言，使阅读者与书本产生共鸣，帮助其理解、掌握相关知识，改变不良的生活习惯，并能在疾病初期及时寻求专业援助。

本书的编写和出版得到上海市科委“科技创新行动计划”项目（编号：19DZ2331000）资金资助，上海市计划生育协会、上海市预防医学会提供了很多有益的指导，特此致谢。

目录
CONTENTS

第二篇 公共卫生篇

第四篇　灾难逃生技能篇

附录：蓝领健康服务信息

第一篇

基 础 疾 病 篇

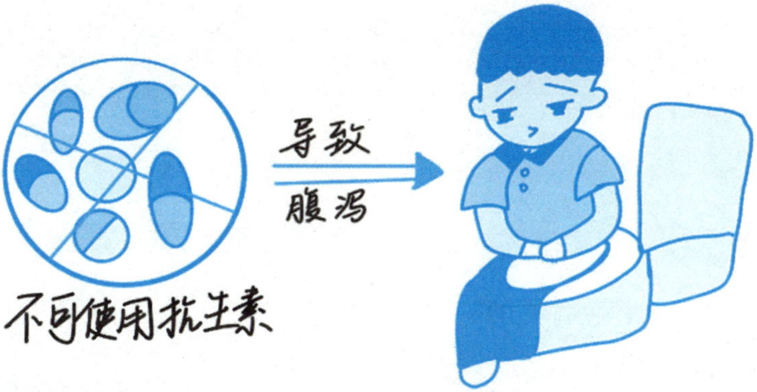

第一章　蓝领体检常见 16 种疾病

第一节　感　　冒

一、什么是感冒?

从专业角度讲感冒就是上呼吸道感染，会出现鼻塞、打喷嚏、咽痛等症状。它是一些疾病的统称，包括普通感冒、急性扁桃体炎、病毒性咽炎等。

二、为什么会感冒?

受凉、淋雨、过度疲劳、营养不良等可能引发感冒。吸入被病菌污染的空气或者接触了被病菌污染的物品也可能引发感冒。感冒者的鼻涕、唾液、痰液等能通过打喷嚏、咳嗽、说话等方式散播到空气中，健康人吸入后，就可能会被感染；或者不小心接触了被感冒者污染的毛巾、脸盆或餐具等，也可能会被感染。

三、哪些情况下不能硬撑，必须去医院就诊?

1. 全身酸痛伴有发烧。

2. 出现合并感染，有黄色浓痰、浓涕且伴有咽喉肿痛、咳嗽等症状，并已进一步引发鼻炎、支气管炎、肺部感染等。

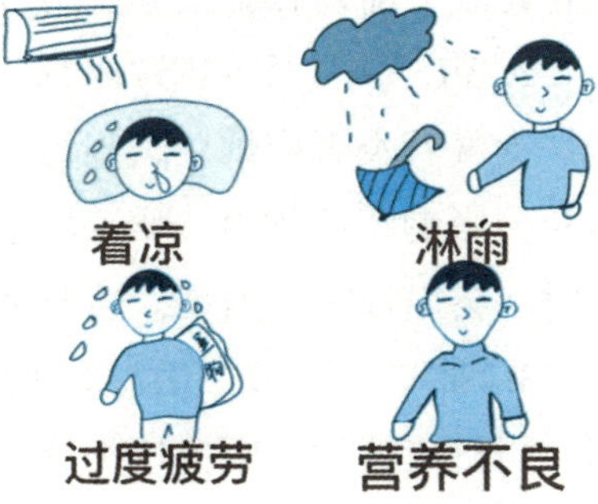

图 1.1.1.1　感冒的诱因

3. 特殊人群：① 4 岁以下

儿童；② 60 岁以上中老年人；③有慢性疾病的人群，如患有慢性支气管炎、心脑血管疾病、慢性肾脏疾病、恶性肿瘤等。

4. 感冒超过 14 天。普通感冒一般 7—14 天就能痊愈，如果超过 14 天，则可能会出现继发感染，尤其是幼儿、老年体弱者。

四、服用感冒药要注意什么?

感冒药的名称很多，品种也不少，但成分大多相似，比如药品名中带有“氨”“酚”“扑”等字样的感冒药，都含有对乙酰氨基酚，这是一种安全有效的解热镇痛成分，但需特别注意，切勿过量服用，否则会损害肝脏。有些人为了感冒快点痊愈，同时服用多种感冒药，或一次性大剂量服用感冒药，这都是错误的，不遵照说明书或医师的指导乱服药物，可能对身体造成伤害，有时甚至会危及生命。

五、感冒了，是所有的感冒药都能服用吗?

不是，感冒药服用时要注意以下几点：

1. 带“麻”字的感冒药：高血压、糖尿病、青光眼、前列腺肥大者应慎用，因为这类感冒药具有升高血压、血糖的作用，会加重青光眼、前列腺肥大等疾病。

2. 带“美”字的感冒药：肺炎、慢性支气管炎者应慎用，因为这类感冒药会影响痰液排出，痰液堵塞呼吸道时，会出现呼吸困难，甚至窒息。

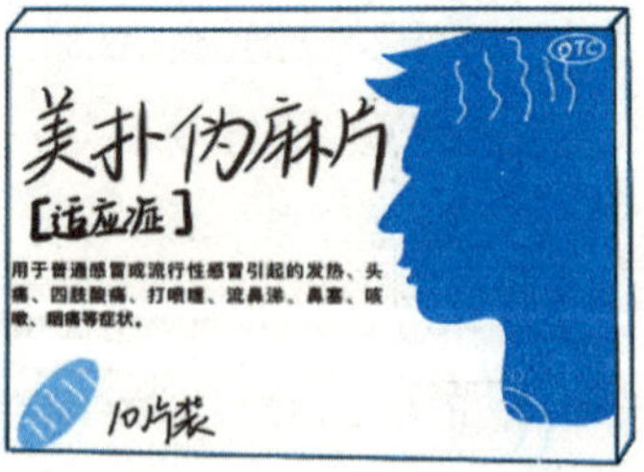

图 1.1.1.2 感冒药

3. 带“扑”或“敏”字的感冒药：司机应慎用，因为这类感冒药会引起困倦，嗜睡，而司机朋友一旦注意力不集中，易造成交通事故，危及自己和他人的生命安全。

六、如何预防普通感冒?

加强锻炼，增强体质，提高免疫力。日常生活规律，改善营养状态。避免受凉和过度疲劳，注意休息。年老体弱者注意防护，避免在人多的公共场合出入，不要与有感染症状的人接触等。

（刘圣洁）

第二节 流行性感冒

一、“普通感冒”和“流行性感冒”有什么不同?

流行性感冒，简称流感，由流感病毒引起，患者会出现发热、肌肉酸痛、头痛等症状，严重者可能致命，流行性感冒不同于普通感冒，它的痊愈周期更长，症状更严重，也更容易导致严重的并发症，因此，要注意区分，必要时，及早就医。

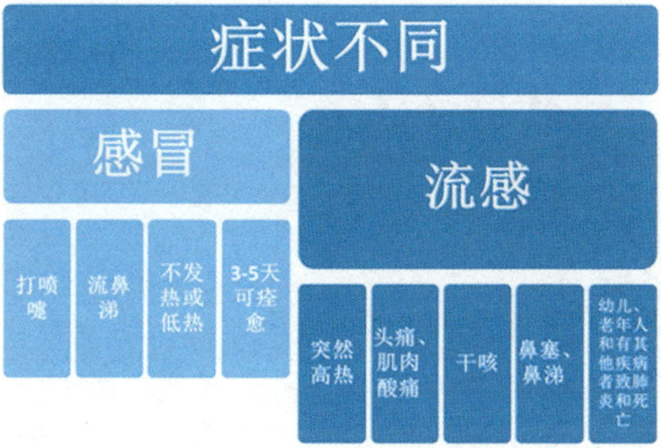

图 1.1.2.1　感冒和流行性感冒的不同

二、流行性感冒为什么多发于冬季?

因为冬季天气寒冷，人们大多喜好待在室内温暖、空气不流动的环境中，开窗通风的次数较少，易造成病毒传播。其次，冬季室内外的冷热差异较大，不注意保暖，容易受凉感冒。还有，流感病毒喜欢寒冷、干燥的环境，冬天的气候更适宜他们生长，因此也更容易发生流感。另外，冬季鼻腔比较干燥，缺水会导致呼吸道抵抗力下降，使流感病毒更易乘虚而入。

三、要如何预防流行性感冒呢?

1. 接种流感疫苗

建议老人、孕妇、5 岁以下儿童、慢性病患者等每年接种疫苗。

2. 日常预防

（1）保持室内空气流通。

（2）避免去人多拥挤的地方或空气不流通的公共场所，人多的场所佩戴口罩。

（3）勤洗手，注意个人卫生。

（4）饮食均衡，劳逸结合，适量运动。

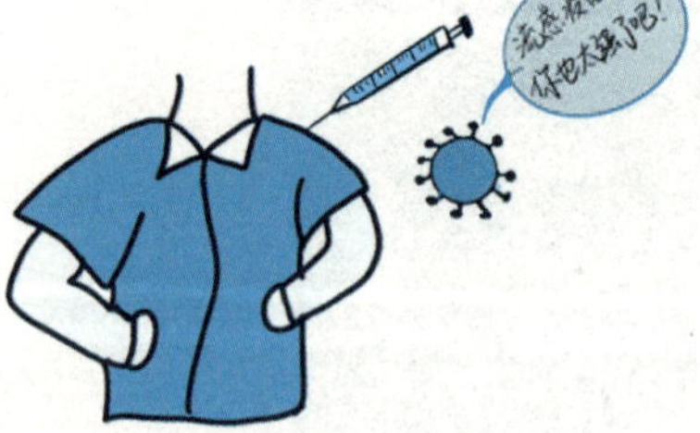

图 1.1.2.2　流感疫苗接种

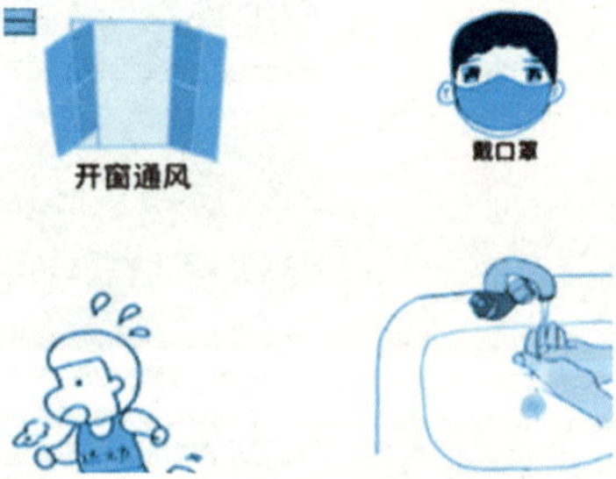

图 1.1.2.3　流感日常预防方法

（刘圣洁）

第三节　牙齿疾患：龋齿

一、龋齿是怎么形成的呢?

龋齿就是日常所说的蛀牙，它的形成过程是：首先，引起蛀牙的细菌黏附在牙齿上形成牙菌斑，然后，细菌将食物残渣中的糖分解和吸收，并释放出酸。最后，牙齿被酸腐蚀，形成“蛀洞”。

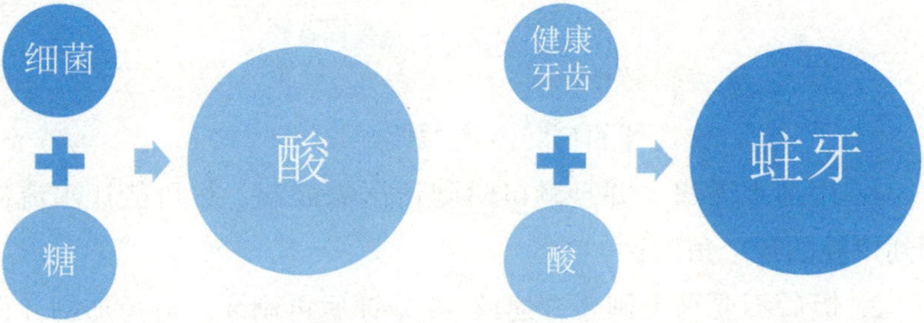

图 1.1.3.1　龋齿的形成

二、哪些食物容易引起龋齿?

含糖高的食物容易引起龋齿，含糖越高，接触牙齿的时间越久，引起龋齿的风险越高。除此以外，喜欢吃酸性食物，也会增加龋齿的风险，生活中常见的酸性食物有红酒、醋、柠檬等。但尽管如此，也不必过度恐慌，因为，酸性食物能刺激唾液分泌，冲淡、稀释酸性液体，同时，唾液中的氟也能抵御饮料中的酸的腐蚀。所以，与其过度担心高糖或者酸性食物给牙齿带来的损害，倒不如养成良好的口腔卫生习惯，做到饭后漱口，早晚刷牙，这样才能避免龋齿的发生。

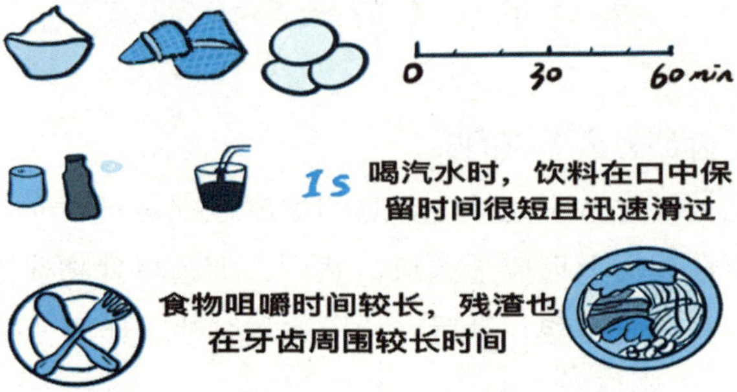

图 1.1.3.2　容易引起龋齿的食物

三、怎样养成良好的口腔卫生习惯？

1. 用清水漱口，并且漱口时腮帮子需鼓起，尽可能让水流冲刷到口腔的各个角落；

2. 饭后不要马上刷牙，建议 30 分钟后再刷牙，避免加剧牙齿脱矿；

3. 不要使用硬毛牙刷；

4. 使用研磨剂低的牙膏、含氟牙膏或脱敏牙膏。

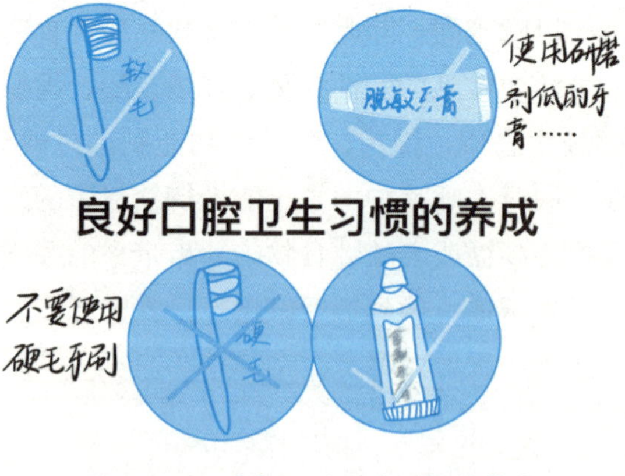

图 1.1.3.3　良好口腔卫生习惯的养成

四、如何正确刷牙?

1. 牙刷刷毛与牙齿呈 45 ～ 60 度角，同时将刷毛向牙齿轻压，刷毛呈圆弧，刷毛侧边与牙齿充分接触；

2. 牙刷定位后，开始做短距离的水平运动，每两颗牙前后来回约刷 10 次；

3. 上颚牙的舌侧部分是不易刷的地方，刷毛仍对准牙齿与牙龈的交接处，刷柄贴近大门牙；

4. 刷咬合面时，同样是每两颗牙来回刷；

5. 门牙内外都要刷；

6. 将牙齿分为 5 个区域一一进行，这样能避免遗漏。

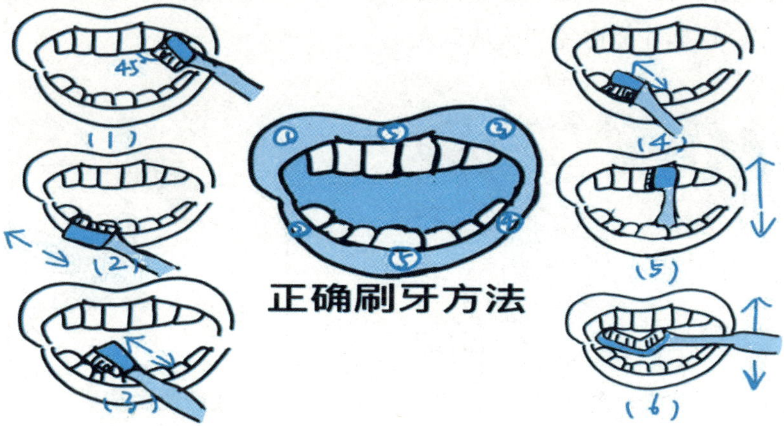

图 1.1.3.4　刷牙的正确方法

（刘圣洁）

第四节　胃肠炎

一、什么是胃肠炎?

胃肠炎是胃肠黏膜出现了炎症，会出现恶心、呕吐、腹痛、腹泻、发热的症状。大多是因为饮食不节制，暴饮暴食造成的，也可能是因为进食了生冷腐馊、不洁的食物引起的。

二、如何预防胃肠炎?

胃肠炎很好地应验了“病从口入”这句俗语。想要胃肠炎别找上门，就要注意日常饮食习惯。要吃熟食，不喝生水，不要吃得过饱，进食时注意菜品卫生。另外，饮食卫生也很重要，饭前便后要洗手，这样才能避免“病从口入”。

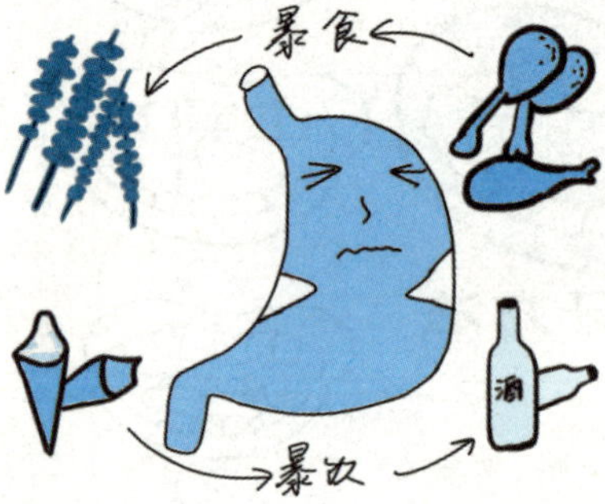

图 1.1.4.1　胃肠炎的诱因

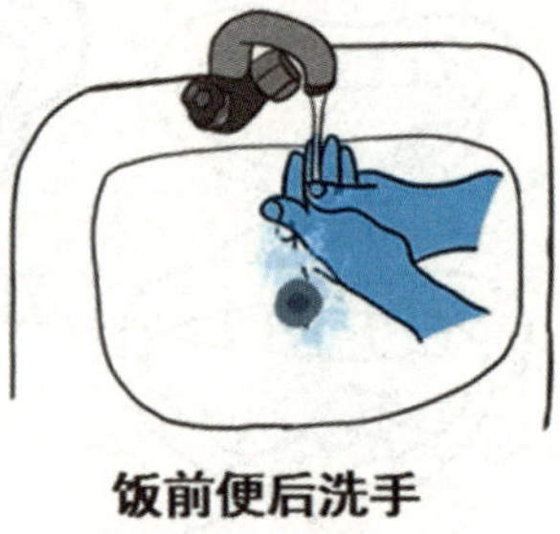

图 1.1.4.2　胃肠炎的预防

三、肠道炎症是否可以使用头孢之类的抗生素?

就诊前不要使用抗生素。抗生素主要针对细菌性的炎症，健康人的胃肠道内寄居着种类繁多的微生物，这些微生物称为肠道菌群，如果滥用抗生素，肠道内的有益菌会被杀死，出现肠道菌群紊乱，反而会加重腹泻症状。

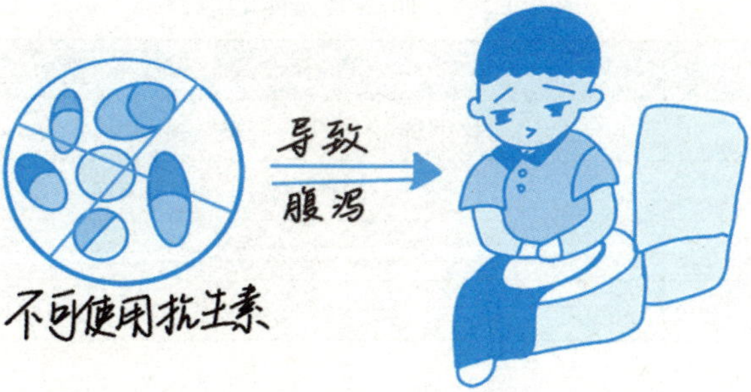

图 1.1.4.3　肠道炎症慎用抗生素

（刘圣洁）

第五节　高血压

一、高血压是怎么一回事儿?

血液在血管流动时，会对血管壁产生压力，这就是“血压”。心脏在跳动时，会出现“收缩”和“舒张”的状态，这两种状态产生的血压是不同的，所以，血压分为“收缩压”（上压）和“舒张压”（下压）。正常的收缩压的范围是90—139 mmHg，舒张压的范围是60—89 mmHg。

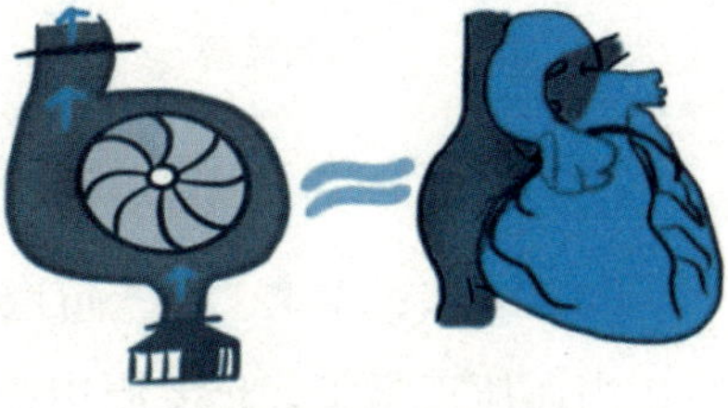

图 1.1.5.1　血压的形成

二、高血压对人体有哪些危害?

表 1.1.5.1　血压对人体的危害

人体器官	影响或危害
心脏	冠状动脉粥样硬化性心脏病，可引起急性心肌梗死
大脑	脑卒中即脑梗死、脑出血
肾脏	肾功能衰竭
眼睛	眼底动脉硬化

三、患有高血压了平时该怎么做呢?

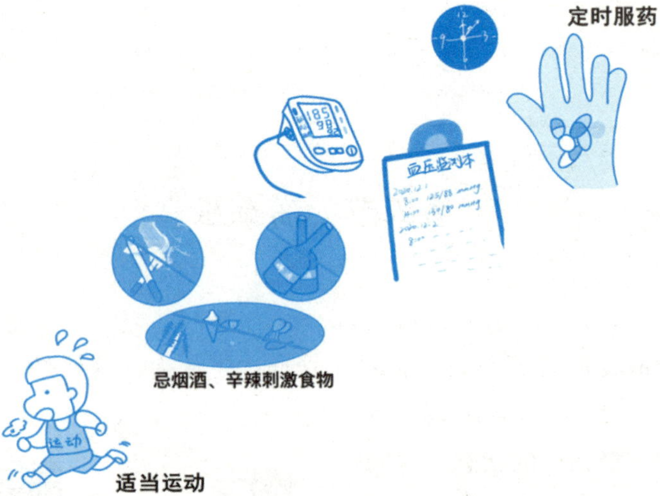

图 1.1.5.2　高血压患者日常活动

四、血压正常了，是否可以停用降压药?

当血压正常了，仍要服用控制血压的药物，但可以根据医生的医嘱增减服用药物的剂量，但切勿自己随意停用药物或滥用药物。

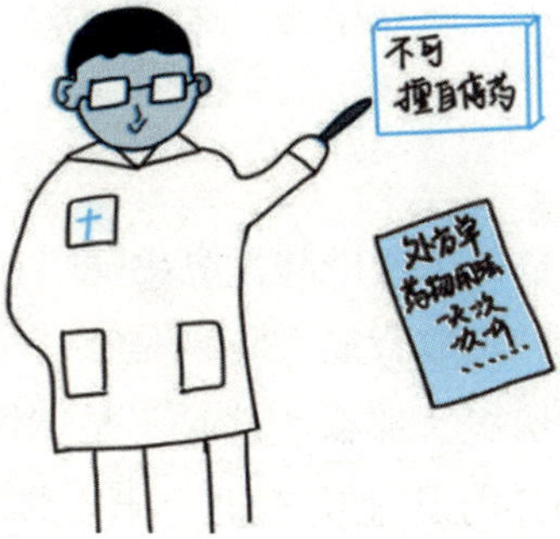

图 1.1.5.3　不能随意停、减降压药

（刘圣洁）

第六节　椎间盘疾病

一、什么是椎间盘疾病?

椎间盘是人体脊柱的组成部分之一，呈圆盘状，是连接相邻椎骨的胶性物质，它富有弹性，是人体中退化较早的组织。

椎间盘疾病的种类很多，其中最突出的，与蓝领人士关系最密切的，当属腰椎间盘突出症。腰椎间盘突出症是指在外力或其他损伤因素作用下，腰椎间盘表面破裂，内部组织突出，压迫周围神经组织，导致出现腰痛、腿痛或腰腿痛并存为特征性表现的一种疾病。它的诱

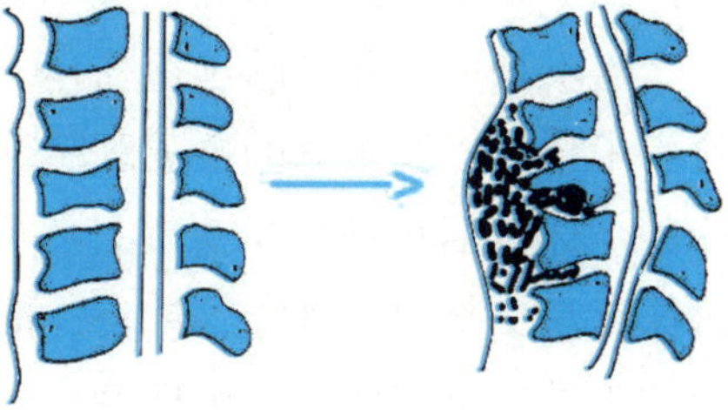

图 1.1.6.1　椎间盘病变

发因素主要有腰部外伤、突然负重、不当腰姿、久站、久坐、腹压增高等。

二、腰酸背痛就是得了腰椎间盘突出症吗?

蓝领人经常会感到腰酸背痛，特别是在持续的弯腰动作后，可能会有直不起身子的情况，那么，这是不是就说明腰椎间盘出问题了呢？不一定，因为还有其他疾病也会出现腰酸背痛的情况，如：腰部急性扭伤、腰部慢性劳损、腰椎管狭窄症、腰椎结核、椎管内肿瘤等，因此，持续不能缓解的腰背疼痛，建议要到正规医院进行排查，避免主观认定就是腰椎间盘突出症惹的祸。

三、腰椎间盘膨出和腰椎间盘突出是一回事儿吗?

不是，腰椎间盘膨出是椎间盘已经变形，但还没全破，可以算是腰椎间盘突出的前期，这时候可能还没有出现不适的情况，大多是通过腰部 CT 检查，无意间被发现的，这时，只要根据医生的建议进行保守治疗，无须开刀，是可以完全治愈的。但是，如果不治疗，则可能发展为腰椎间盘突出，进而发展为腰椎间盘突出症，影响到日常的工作和生活。

四、腰椎间盘突出症，要手术治疗吗?

这不是一个简单的选择题，一般根据病情的严重程度、是否符合手术指征以及患者的主观意愿等做出决定。对于年轻、第一次发作的、休息后可缓解的患者，一般不需要手术治疗，保守治疗如：卧床休息、牵引、理疗、针灸、推拿等即可，但如果病程长、保守治疗无效、疼痛剧烈、出现瘫痪或大小便失禁等严重影响个人生活且没有手术禁忌证的，一般建议手术治疗。

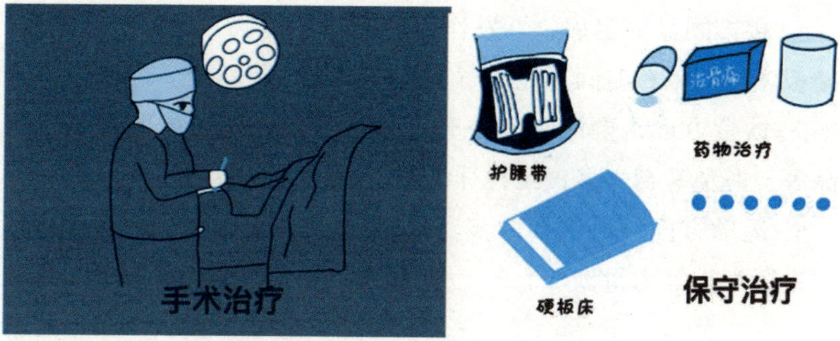

图 1.1.6.2　椎间盘病变的手术治疗及保守治疗

五、推拿对腰椎间盘突出有用吗？

推拿是腰椎间盘突出症最常用的保守治疗方法，推拿可以起到恢复脊柱力学平衡、减轻脊柱压力、使突出组织部分回纳、减少突出组织对神经的压迫、缓解炎症刺激等作用，它的治疗效果明显，受到大家普遍推崇。但是，在此需要和大家指出，推拿必须到正规医疗机构进行，切勿随意找一家按摩店或美容院，因为，错误的按摩手法不但不能起到缓解的作用，还有可能因为用力不当或用力错误造成局部损伤，使病情加重。

六、腰椎间盘突出症者，在日常生活中，有哪些需要特别注意的？

1. 搬运重物时，注意不要弯腰，应先蹲下，拿好重物，然后慢慢起身。

2. 进行户外或夜间劳作时，注意腰间保暖，避免受凉，可在腰部戴一个护腰，既能起到保暖作用，又能减轻腰部负担。

3. 伏案久坐时，注意上身挺直，靠在椅背上，下肢并拢，坐一段时间后，应起身活动一下，松弛肌肉。

4. 腰椎间盘突出症急性发作时，应尽量请假，绝对卧床休息，睡硬板床，如果长时间不能缓解，应尽早去医院就诊。

5. 饮食方面，要注意多补充富含钙质的食物，如奶制品、海产品等，避免辛辣，多食富含纤维的食物，预防便秘。

6. 运动方面，可选择散步、太极、游泳等不负重的运动，不建议进行举重等力量训练。

（金　晶）

第七节　贫　　血

一、什么是贫血？

说到贫血，我们首先来认识下“血液”。血液是由血浆和血细胞组成的。血细胞包括红细胞、白细胞、血小板等，当血液中的红细胞数量低于正常值时，贫血就发生了。贫血，它不是一种疾病，而是疾病的一种表现，它有许多不同的类型，比如缺铁性贫血、巨幼细胞性贫血、再生障碍性贫血等。

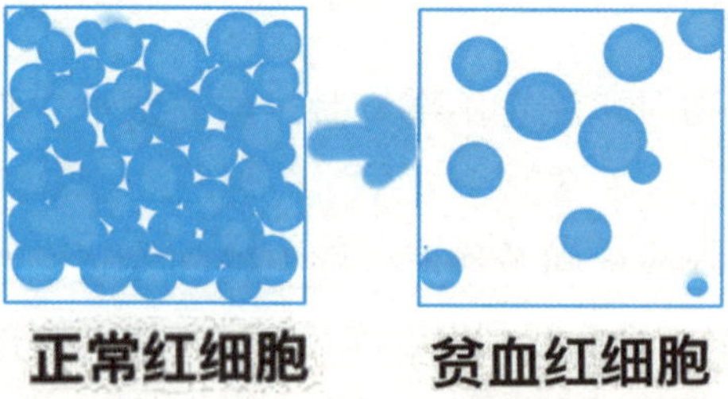

图 1.1.7.1　贫血红细胞情况

二、引起贫血的原因有哪些?

引起贫血的原因有三大类，第一类是红细胞生成减少，比如铁缺乏会影响红细胞生成，造成缺铁性贫血；第二类是红细胞破坏过多，比如遗传因素造成红细胞寿命短，发生溶血性贫血；第三类是失血，比如外伤造成大量出血，体内的红细胞数量骤降，造成贫血。

三、贫血早期有哪些表现?

可能出现头晕耳鸣、软弱无力、口唇甲床发白、面色苍白、不明原因低热、口腔溃疡久治不愈等表现，一旦发现这些贫血的早期表现，应当引起重视，尽早就医，以免延误病情。

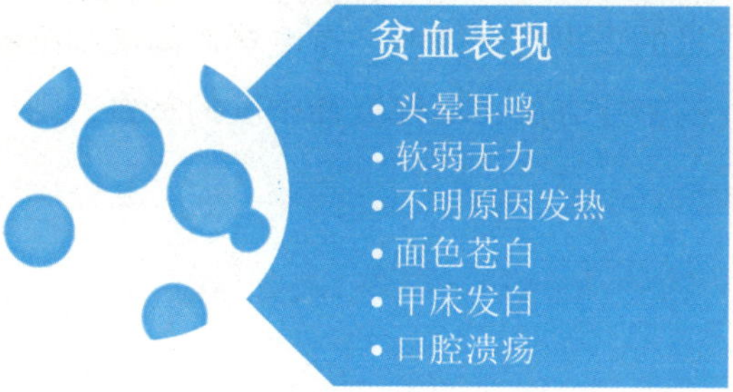

图 1.1.7.2　贫血的表现

四、体检发现贫血了，怎么办?

一般体检都会做血常规检查，通过血常规检查，可以了解血液中红细胞的数量，从而判断是否存在贫血。如果发现贫血，应当尽早到正规医疗机构找血液科医生查明病因，看诊时，医生首先会询问病史，然后进行体格检查，最后结合实验室检查结果做出判断，如果不是血液科疾病引起的贫血，医生会建议你去相关专科进行进一步的检查。

五、吃红枣、赤豆就可以治疗贫血吗?

不能，贫血是红细胞数量减少，而吃红枣和赤豆并不能直接使红细胞数量增加。会有这一说法，主要是红枣和赤豆中富含铁剂，因此，服用两者对缺铁性贫血是有益处的，但就此说两者可以治疗贫血，那就以偏概全了。治疗贫血，还是要根据病因，对症处理才行，贫血的原因不同，治疗用药也是不同的。

六、贫血患者一定需要输血吗?

不一定，虽然输血是治疗贫血的重要措施，但不是所有贫血都需要输血。贫血的严重程度分为轻度、中度和重度三个等级，它是根据红细胞数量的多少来区别的。重度贫血的红细胞数量最少，一般会采用输血的治疗方法，而轻度和中度的贫血，则一般不使用输血的方法治疗。

（金　晶）

第八节　慢性咽喉炎

一、什么是慢性咽喉炎?

咽喉炎是咽喉部黏膜的炎症，可分为急性和慢性。慢性咽喉炎具有病程长、易反复发作的特点，没有明显的发生原因，可能与烟酒的刺激、空气的污染、抵抗力的下降有关，多与急性咽喉炎长期未能治愈有关，它的症状往往较轻，一般仅表现为咽喉部的不适感。

二、慢性咽喉炎的病因有哪些?

1. 反复感染细菌和病毒。
2. 急性咽喉炎久治不愈。
3. 生活不规律、免疫力低下。
4. 长期受烟酒、辛辣食物刺激。
5. 过敏性体质。
6. 用嗓过度。

三、慢性咽喉炎有哪些表现?

会有鼻咽部干燥不适的感觉，这是慢性咽喉炎最主要的表现，会感到咽喉部干、痒、胀、有异物感，咳不出来也吞不下去，常会有清嗓的动作，在说话稍多、接触刺激性气体、寒冷条件下，不适感会加重，可能出现声音嘶哑、咽痛、吞咽困难、发热、头痛、乏力等症状。

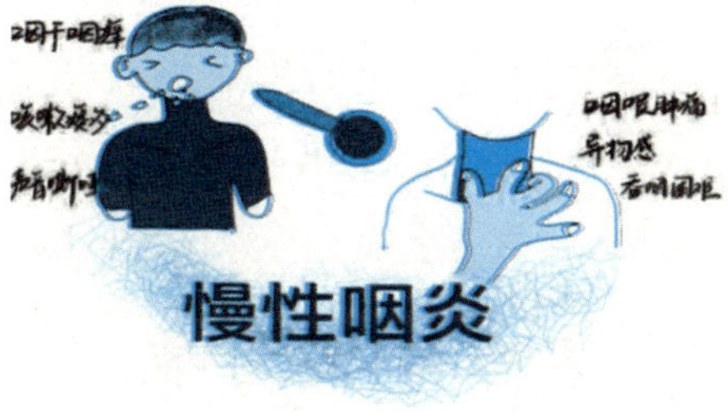

图 1.1.8.1　慢性咽炎的表现

四、治疗慢性咽喉炎常用的中成药有哪些?

金嗓散结丸、甘桔冰梅片、六神丸、清音丸、金果饮、利咽灵、华素片、西瓜霜、冬凌草片、黄氏响声丸、金嗓利咽丸、慢严舒柠清喉利咽颗粒、利咽解毒颗粒等，这些药物大都具有清热解毒的功效，是治疗慢性咽喉炎常用的中成药。

五、治疗慢性咽喉炎，含服的药物是不是比口服的药物效果更好？

不是，咽喉炎发作的时候最好不要使用含片，因为西药成分的含片里含有碘，中药成分的含片里含有冰片，这两种成分都会损伤咽喉部的黏膜，因此，含片不仅不会效果更好，还可能造成药物性的黏膜损伤，增加治疗难度。

六、慢性咽喉炎患者，在饮食方面要注意什么？

以清淡饮食为主，避免进食油腻、辛辣、刺激性的食物，多饮用温水，多吃新鲜蔬果，戒烟限酒，饮食种类要丰富多样，避免进食油炸、腌制、烧烤的食物。多吃富含胶原蛋白、弹性蛋白、B族维生素的食物，如海产品、蹄筋、豆类、瘦肉等，以促进咽喉部位损伤修复，消除呼吸道黏膜炎症。

（金　晶）

第九节　超　重

一、什么是超重？

超重，就是超出标准体重，标准体重取决于“BMI”，即体重指数，它的计算公式是：BMI＝体重/身高^2（kg/m^2）。通过BMI

的数值可以判断一个人的体重是否标准。如下图所示：如果一个成年人，他的 BMI 指数在 24—27.9 之间即为超重，而如果≥28 则为肥胖，因此，超重是介于标准体重和肥胖的一个中间状态。

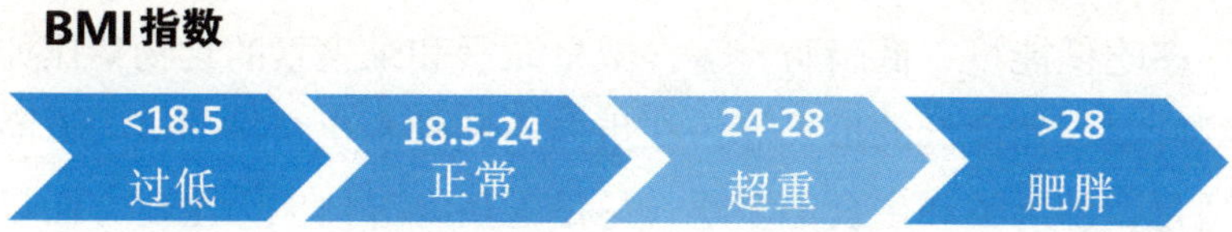

图 1.1.9.1　BMI 指数

二、超重有什么危害?

超重和肥胖是许多疾病的危险因素，如冠心病、糖尿病、高血压、中风、呼吸暂停综合征、关节炎、胆囊疾病等。因此，不要忽视“超重”，要进行有效干预，避免发展成为肥胖，诱发上述各种疾病。

三、日常工作生活中，哪些因素容易引起超重?

1. 遗传因素：有家族性肥胖病史的人，与普通人比，更容易发生超重或肥胖。

2. 疾病因素：使用激素类药物，疾病引起的内分泌失调或水肿等，都会导致超重。

3. 饮食因素：以食用红肉、家禽、成品肉、精制谷物及甜点为主的人群更容易发生超重。红肉，如猪肉、牛肉等；家禽，如鸡、鸭等；成品肉，如午餐肉、火腿等；精制谷物，如米饭、面条等；甜点，如蛋糕、巧克力等。

4. 活动因素：长久坐位、缺乏运动、喜好看电视、玩电脑游戏、经常使用交通工具代替步行的人群更容易超重。

5. 其他因素：吸烟、饮酒、缺乏睡眠等不良的生活习惯也容易导致超重。

四、超重了，饮食方面如何改变?

多吃低能量、低脂肪、富含微量元素和维生素的食物，比如各类绿叶菜、甜度低的瓜果等，在蛋白质和碳水化合物的摄入方面注意适量，即肉类和主食不多吃，尽量吃鱼虾等白肉，主食方面尽量选择粗粮，比如：玉米、红薯或杂粮饭等，其他如甜点、零食、含糖饮料等要少吃或不吃。另外，在烹调方式上，要以蒸煮为主，避免油炸烧烤等不健康的烹调方式。

五、超重了，活动方面要做哪些调整?

需要增加体力活动，如：用步行替代交通工具；休闲活动以户外活动为主；避免久坐，在工作间隙做一些工间操；每日坚持一项体育锻炼，如：快走、慢跑、游泳、太极等。在此，要强调的是有些运动是不适合超重的人群的，例如爬楼、登高等，因为这类运动会损伤关节。因此，减重，贵在持之以恒，但必须量力而行，过量活动反而会损害身体健康。

（金　晶）

第十节　甲状腺异常

一、什么是甲状腺结节?

甲状腺是人体的一个内分泌器官，用来分泌甲状腺激素，它位于人体的颈部。甲状腺结节就是甲状腺上多长了一块肉，小的甲状腺结节一般很难发现，通常是在体检时，通过B超发现的，而大的甲状腺结节有时可以用手触摸到，并且做吞咽动作时，结节还会随着吞咽动作上下移动。

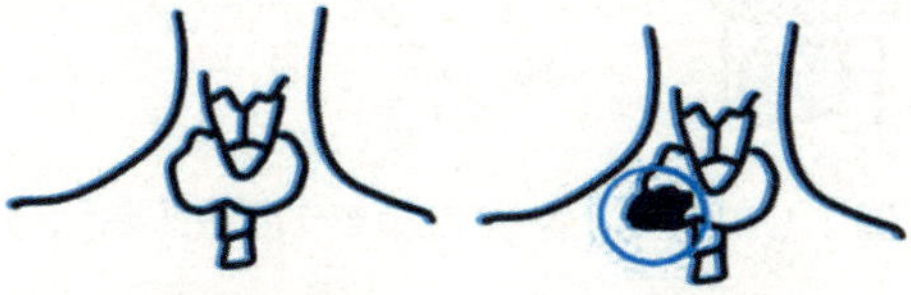

图 1.1.10.1　甲状腺结节示意图

二、哪些原因会引起甲状腺结节?

甲状腺结节的发病大多与“碘”元素缺乏有关，但是长期进食含碘盐烹调的食物或含碘量高的海产品，也可能会引起甲状腺结节，因此，摄入碘过多或过少，都会引起甲状腺结节。另外，遗传因素、电离辐射、年龄、甲状腺炎症等原因也可能引起甲状腺结节。

三、甲状腺结节是肿瘤吗?

甲状腺结节不一定是肿瘤。许多人会把甲状腺结节和肿瘤画等号，其实，很多因素可能造成甲状腺结节，比如：感染、免疫紊乱等。所以，不是所有甲状腺结节都是肿瘤，具体是不是还要到正规医疗机构找内分泌医生做病理检查，才能鉴别。一般小于1 cm的甲状腺结节，无自感症状的，建议3个月后再检查一次，如没有变化，以后随访即可。

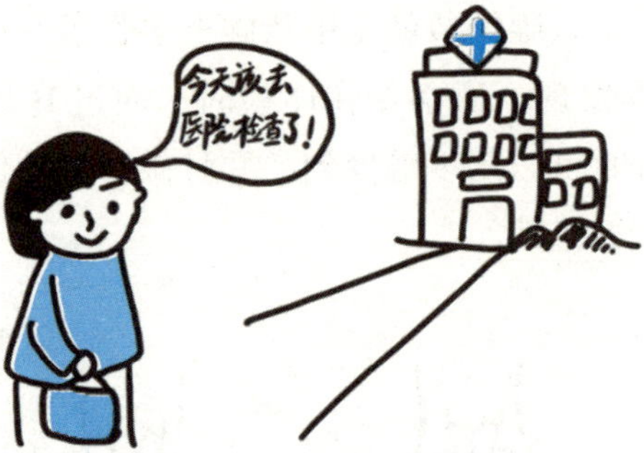

图 1.1.10.2 确诊甲状腺结节定期医院随访

四、脖子粗，是得了甲状腺结节吗?

不一定，脖子粗不一定是得了甲状腺结节，但甲状腺结节可能会出现脖子粗的情况，可如果只是单纯的肥胖，那脖子粗也是正常的。这里需要注意的是脖子在短时间内比之前增粗了很多，但体重又没有明显变化的，则可能是甲状腺出了问题，应尽早就医，做进一步检查。

五、得了甲状腺结节会有什么表现?

许多情况下，甲状腺结节是在体检时或洗澡时被意外发现的，此时往往没有自觉症状，只有当结节增大时才会出现，如声音嘶哑、咽喉部不适、喉部有异物感，甚至出现呼吸不顺畅、吞咽困难等情况。

六、甲状腺结节都要手术切除吗?

甲状腺结节根据结节的性质可分为良性和恶性两类，恶性甲状腺结节就是我们所说的恶性肿瘤，这类结节一般需要通过手术进行切除；而另一类良性的甲状腺结节，则多数无须特殊治疗，但如果出现压迫周围组织或者甲状腺持续生长、并有变成恶性倾向的，则可能考虑行手术治疗。

（金　晶）

第十一节　脂肪肝

一、什么是脂肪肝?

肝脏是将脂肪“再分配”的重要场所。当脂肪过多，肝脏无法及时“再分配”时，就会变成脂肪肝。脂肪肝的发病诱因主要有不合理的膳食结构、不良的饮食习惯、多坐少动的生活方式以及酒精摄入过多等。但如果早诊断、早治疗，是可以使肝脏恢复正常的。

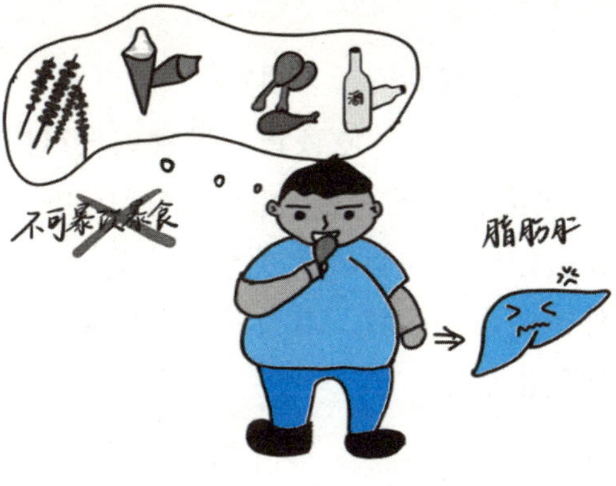

图 1.1.11.1　引起脂肪肝的原因

二、什么是合理的膳食结构?

是指多样化的食物摄入，以谷类为主的膳食。主食上，粗细、杂粮搭配，即玉米、小米、高粱米、紫米、燕麦等两种及以上混着吃。另外，少吃动物内脏，多吃豆类、鱼肉等，以补充蛋白质，减少胆固醇的摄入。还有，保证每日每周新鲜蔬菜水果的摄入也是平衡膳食的基本原则。

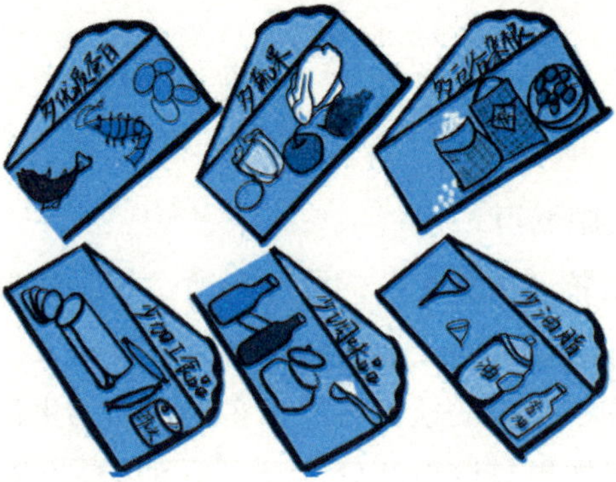

图 1.1.11.2　合理的膳食结构

三、怎样吃才是良好的饮食习惯?

不吃早餐、三餐不定时、吃夜宵、进食速度过快这些都是不良的饮食习惯，会扰乱我们的代谢功能，出现肥胖、糖尿病和脂肪肝，所以三餐饮食定时、控制热量摄入、保障营养补充才是良好的饮食习惯，另外，还要少饮酒，因为减少喝酒或戒酒，可使酒精性脂肪肝好转或恢复正常。

四、怎样运动才是适合的?

运动锻炼应根据个人的情况而定，选择适合自己的项目。每周的运动时间大于 150 分钟，平均每天运动约 20 分钟。选择的运动项目可以是跳绳、慢跑、有氧体操等。

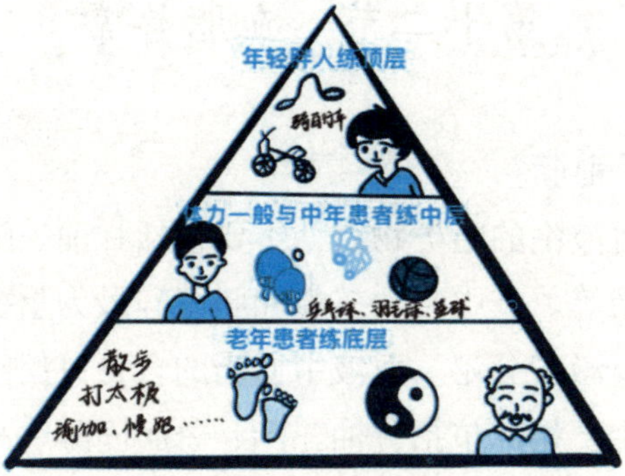

图 1.1.11.3　适合的运动方式

五、是不是吃“好”，运动“好”，就远离脂肪肝了？

除了吃好、运动好外，良好的心态很重要。面对生活和工作的压力，有时会产生一些负面情绪，有些人会通过暴饮暴食、喝酒抽烟等不良的方式来减压，这样极易发生脂肪肝。因此，想要远离脂肪肝，吃好动好不够，还应保证每日充足的休息和睡眠，多与人沟通交流，多些兴趣爱好，这些都能有助于保持良好的心态，达到远离脂肪肝的目的。

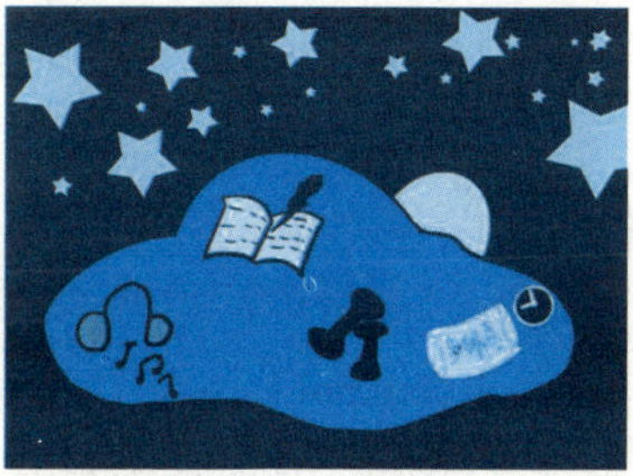

图 1.1.11.4　远离脂肪肝的其他注意事项

（刘圣洁）

第十二节　血脂异常

一、什么是血脂?

血脂是指血液中的脂类物质，主要包括甘油三酯、胆固醇、磷脂和游离脂肪酸等。其中甘油三酯和胆固醇最为重要，参与人体每日的能量代谢及激素分泌。血液中血脂的含量可反映体内脂类物质代谢的情况，主要指标包括甘油三酯、总胆固醇、高密度脂蛋白胆固醇、低密度脂蛋白胆固醇。

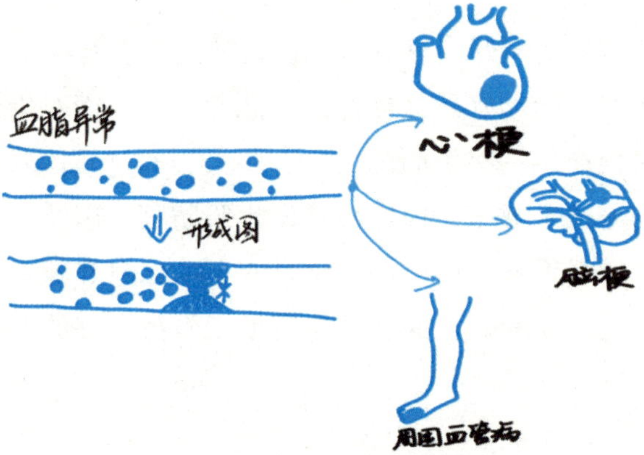

图 1.1.12.1　血脂异常的影响

二、什么是高血脂?

高血脂，是一种常见的血脂异常类型，当血液中总胆固醇＞5.72mmol/L，甘油三酯＞1.70mmol/L，高密度脂蛋白＜0.91mmol/L，就可以认为是高血脂了。另外，有人认为只有肥胖的人才会血脂高，这是一个误区，很多身材苗条的人，也可能血脂高，因此，不能以体型作为判断高血脂的标准。

三、高脂血症有哪些危害呢？

高血脂可引发各种其他疾病，如中风、心肌梗死、心脏骤停、糖尿病、高血压、脂肪肝等，它是形成冠心病的重要因素之一。

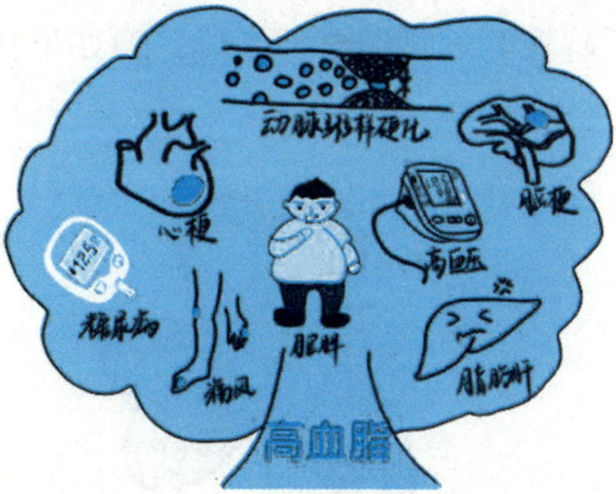

图 1.1.12.2　高血脂的危害

四、如何治疗血脂异常呢？

血脂异常的治疗方法主要有：改变饮食习惯和结构、改变不良的生活方式、及时应用药物系统治疗。

五、不吃药可以改善血脂异常吗？

可以，但效果可能很一般。可以采用运动加饮食调节的方法改善血脂异常。

1. 运动方面，以中等至高等强度的运动为主，中等至高等强度的运动可降低血液中游离的甘油三酯，并且升高高密度脂蛋白胆固醇，帮助清除血液中多余的甘油三酯。中等强度的运动包括：慢跑、上楼梯、坡路骑车、滑冰、登山等，连续运动 10 分钟以上。高强度的运动包括：长跑、跳绳、球类运动等，要求维持 5 分钟以上。

2. 饮食方面，每日应限制热量摄入；避免吃高脂肪的食物，多吃鱼、禽肉这样的白肉，少吃猪、牛、羊肉等红肉，牛奶建议换成脱脂牛奶；减少糖和盐的摄入；多吃富含膳食纤维的食物；戒烟酒；多饮水，每日饮水量至少 1500 毫升。

运动加饮食调节的方法，只适合于高血脂症状轻微、年轻、无其他并发症或心血管等危险因素的人群，但如果执行后效果不好，还应及时寻求医生的帮助。

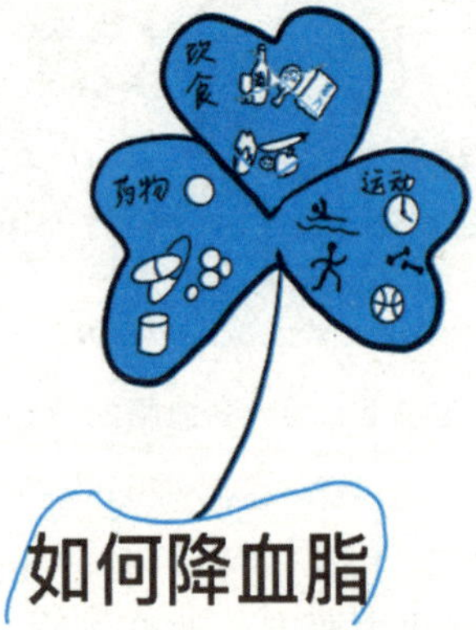

图 1.1.12.3　降血脂的方法

（宋黎翼）

第十三节　痔　　疮

一、为什么大便会出血?

大便出血是痔疮的主要症状之一。一旦患上痔疮，可伴有疼痛、异物感和肛门处瘙痒感，大多数人会感到坐地不安。俗话说："十人九痔"，痔疮的发生可不分年龄、不分性别，但是，在青年人及孕妇群体的发病率较高。

二、什么是痔疮？

痔疮是指肛门直肠底部及肛门黏膜的静脉丛发生曲张所形成的一个或多个静脉团，当静脉团中血液流动较为缓慢时，容易产生凝块，也就是血栓，血栓一旦形成就会有疼痛的感觉。

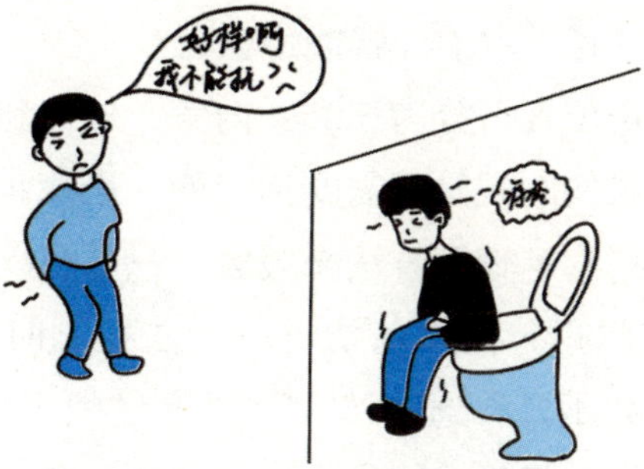

图 1.1.13.1　患痔疮的表现

三、为什么会发生痔疮呢？

导致痔疮发生的原因并不明确，但观察发现，久坐的人群、便秘的人群、怀孕的人群更容易发生痔疮。此外，长期饮酒、爱吃辛辣刺激性食物、饮食偏油腻、不喜欢吃蔬菜的人群也容易发生痔疮。

四、预防痔疮，平时应该注意点什么呢？

在饮食上，多吃蔬菜和水果，例如菠菜、萝卜、香蕉、苹果等，保证每天喝水 1500 ～ 2500 毫升，少吃辛辣食物，不喝酒。保持大便通畅，养成定时排便的生活习惯，安心解便，不要阅读或玩手机。解便后，可用温水清洗肛周，保持肛门清洁，有条件的话可选择使用卫洗丽，内裤应常清洗常消毒。另外，应加强身体锻炼，每天运动时间大于20分钟，跳绳、慢跑、有氧体操、太极拳等都是不错的选择。在工作或学习的时候，有意识地做“提肛运动”，每天1～2次，每次3～5分钟，方法是用力收紧肛门肌肉，感觉自己的肛门在向内向上缩紧，然后放松，可增加血液的循环，促进胃肠道蠕动，改善痔疮内静脉的回流。

五、是不是选择手术治疗就能痊愈呢？

痔疮按照生长位置可分为三类：内痔、外痔和混合痔。一般三类痔疮在没有症状的时候是不需要治疗的。当症状加重时，可通过加强清洁、外用药物等辅助方法来缓解；只有当反复出现红肿、便血、内痔脱出肛门口，使用药物仍然无法控制时，才需要手术治疗。但痔疮手术并不是普通的“大刀阔斧”“快刀斩乱麻”，它是个精细活儿，以保护肛门的功能作为优先选项，因此，手术治疗并不能根除痔疮，想要预防，仍需通过改变生活习惯、解便习惯、饮食习惯来达到。

（宋黎翼）

第十四节　前列腺异常

一、前列腺到底是一个什么样的器官？

前列腺是男性特有的器官，包裹着尿道和膀胱连接的部位，外形有点像一个倒置的栗子，栗子的下部保卫着尿道上口，一旦出现问题就可能导致排尿困难。对于青年人来讲，前列腺还有一个特别重要的作用是分泌前列腺液，这种液体可以保证精子的活力，所以前列腺的健康会影响到男性的生育功能。

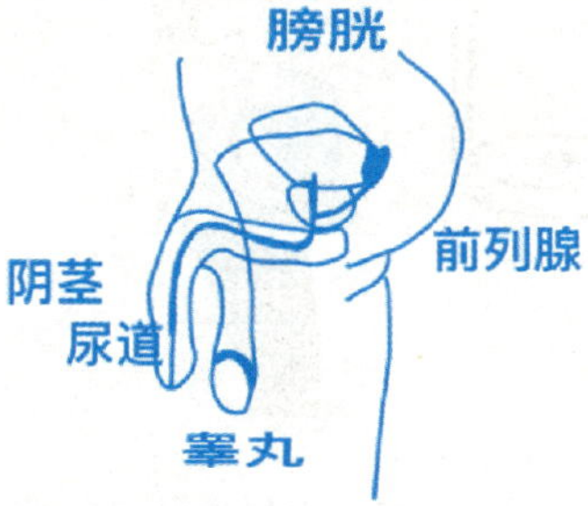

图 1.1.14.1　前列腺示意图

二、体检发现前列腺钙化，什么是前列腺钙化？

每年体检都有很多年纪大的同事发现自己前列腺钙化，钙化是很严重的疾病吗？所谓的钙化，就是一种钙质的沉积，继续发展就能成为前列腺结石，可能与前列腺炎、前列腺增生有关。打个比方，前列腺好比我们的胆囊，胆囊分泌胆汁后，不能及时排空就形成了胆结石，因此，前列腺钙化就是类似于胆结石一样的东西。除非发炎出现了疼痛、排尿困难等症状，一般前列腺钙化是不需要特别处理的。

三、如何判断自己有没有前列腺增生？

当前列腺增大时，可对尿道及膀胱出口造成巨大的压迫作用，类似于高速公路上四车道突然变成了两车道，道路变得极其狭窄，此时由于尿道变窄，继而出现尿频、尿急、尿失禁、夜尿增多、排尿踌躇、排尿困难，特别是在解尿时发生间断排尿以及排尿不尽。因此，一旦发现上述问题，请及时去医院详细检查。

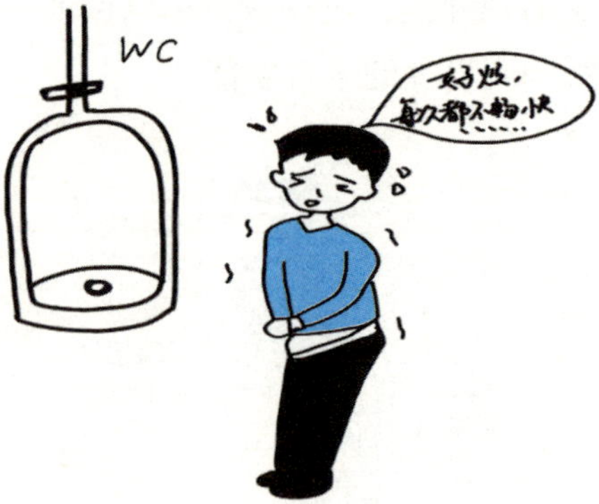

图 1.1.14.2　前列腺异常表现

表 1.1.14.1　国际前列腺症状评分表（I—PSS）

在过去一个月内	完全没有	五次内不到一次（偶尔）	不超过一半（三不五时）	大约一半（一半一半）	超过一半次数（经常）	都是如此（总是）	症状的评分
您是否有小便解不干净的感觉	0	1	2	3	4	5	
你是否不到两小时还要再去一次?	0	1	2	3	4	5	
您是否有小便断断续续的现象?	0	1	2	3	4	5	
您是否有憋不住尿的感觉	0	1	2	3	4	5	
您是否有小便无力的感觉	0	1	2	3	4	5	
您是否需要用力才能解出小便	0	1	2	3	4	5	
	完全没有	一次	二次	三次	四次	五次或以上	
晚上睡觉时您一般需要起床小便几次?	0	1	2	3	4	5	
症状计分的总评分							

总分	症状	注意事项
0—7	轻度	定期检查前列腺，至少一年一次
8—9	中度	尽快到医院检查前列腺，可能需要治疗
20—35	重度	应立即接受治疗

四、有没有办法预防前列腺增生?

随着年龄的增长，前列腺增生的患病率相应增大，但只要生活中注意做好以下事项，则可以减少或推迟发生前列腺增生的发生。

1. 避免熬夜，作息规律，注意休息；
2. 避免久坐，加强锻炼；
3. 戒烟酒、饮食清淡、多吃蔬菜水果；
4. 少喝有利尿作用的酒精和咖啡饮品；
5. 避免长时间骑车。

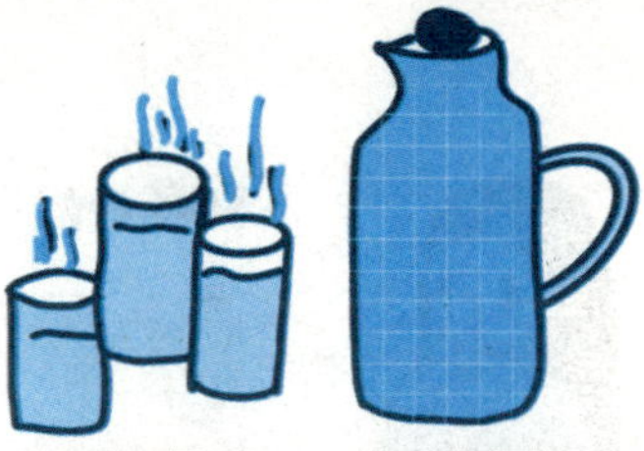

图 1.1.14.3　前列腺增生预防

五、前列腺增生应该如何治疗呢?

前列腺增生可以通过观察、吃药、手术等方法来治疗。如果症状轻微，不影响生活，可以每年做一次体检，了解病情变化情况，平时注意调节饮食和生活方式即可。如果出现排尿困难，严重影响正常生活的，可通过吃药来改善症状。如果吃药效果不佳，尿液颜色发红、出现血尿，膀胱结石，反复发生泌尿系统感染的，就需要进行手术治疗了。

（宋黎翼）

第十五节　乳腺增生

一、什么是乳腺增生？

乳腺增生是女性最常见的乳房疾病，多发于30—50岁女性，发病高峰为35—40岁，但近年来呈现出年轻化趋势，乳腺增生是指乳腺小叶和乳腺导管由于生理性的激素水平变化，导致的正常结构出现病理性紊乱。常见的症状为乳房胀痛、乳房肿块、乳头溢液、月经失调、情绪不稳。

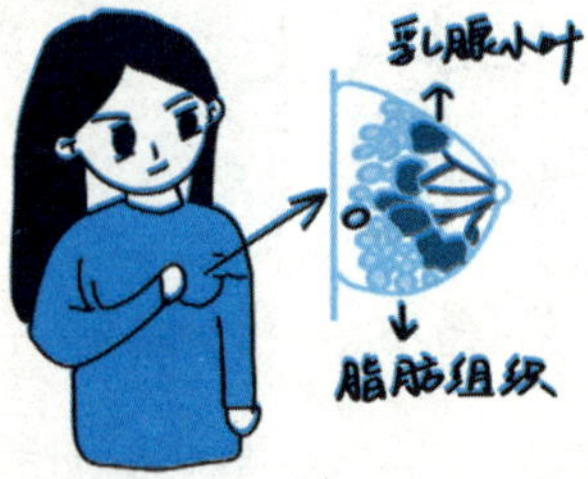

图 1.1.15.1　乳腺增生示意图

二、为什么乳腺增生的发病率这么高呢？

乳腺增生主要是由于内分泌紊乱、体内激素水平失调导致的。年轻人的工作压力大，生活不规律，易引起内分泌紊乱，从而对乳房的腺体形成长期不良的刺激，使得乳房组织异常增生胀大。高龄未婚、不育、人工流产等原因打破了乳腺正常、周期性的生理活动规律，日益加快的生活节奏和长期负面情绪的积压也增加了女性患乳腺疾病的风险。另外，穿戴不合适的内衣，使胸部淋巴受压，造成血液运行不畅，也是导致乳腺疾病高发的重要因素。

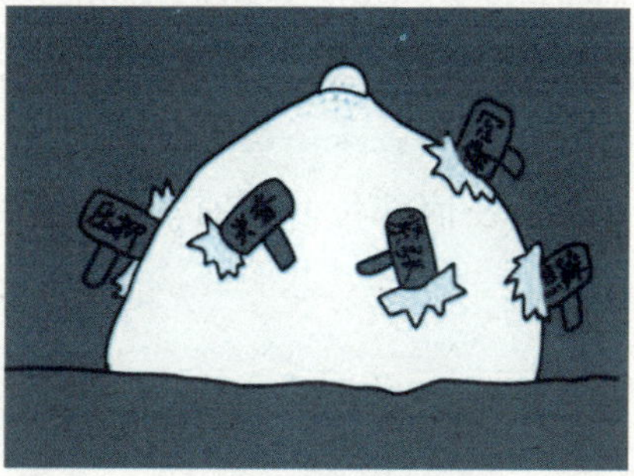

图 1.1.15.2 乳腺增生的原因

三、有没有自行评估乳腺增生的方法?

乳腺增生最严重的后果是乳腺肿块发生癌变，也就是平时大家闻之色变的乳腺癌，该恶性肿瘤的存活率和发现的早晚有重大关系，早发现、早治疗、预后一般较好。因此，学会乳房自检是非常重要的。

定期对乳房进行自检，建议每月一次，最佳时间选择在月经后7—10天，此时乳腺比较松软，无胀痛，容易发现异常。乳腺自检方法如图所示。

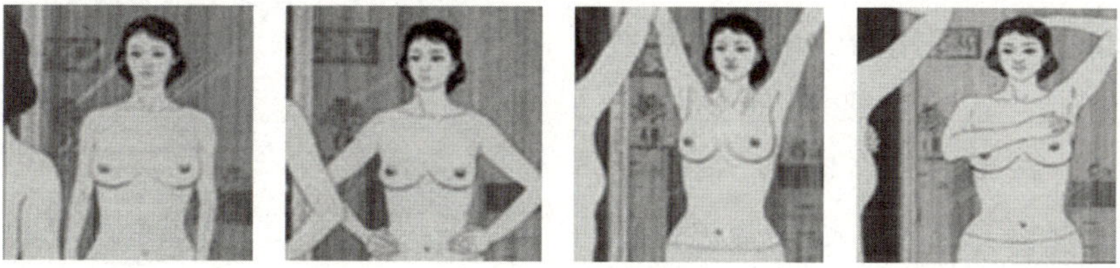

图 1.1.15.3 乳房自检

直立镜前脱去上衣，在明亮的光线下，面对镜子对两侧乳房进行视诊，比较双侧乳房是否对称，注意外形有无大小和异常变化。其异常体征主要包括：乳头溢液、乳头回缩、皮肤皱缩、酒窝征、皮肤脱屑及乳房轮廓外形有异常变化。

举起左侧上肢，用右手三指（食指、中指、无名指）指腹缓慢稳定、仔细地触摸乳房。在左乳房做顺或逆向前逐渐移动检查，从乳房外围起至少三圈，直至乳头。也可采用上下或放射状方向检查，但应注意不要遗漏任何部位。同时一并检查腋下淋巴结有无肿大。

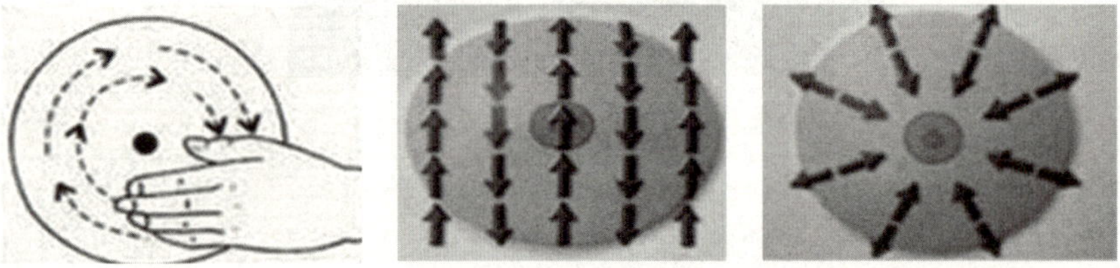

图 1.1.15.4　乳房自检手法

四、有什么好的方法能预防乳腺增生？

首先，要建立良好的生活方式，调整生活节奏，远离负能量，有负面情绪时，适当发泄，以保持心情舒畅；其次，要建立良好的社会关系，减少和避免精神、心理压力，多参加社交活动；还有，要合理安排饮食，减少摄入高热量、高脂肪的食物，蜂胶、蜂王浆等富含雌激素的保健品应按需少量服

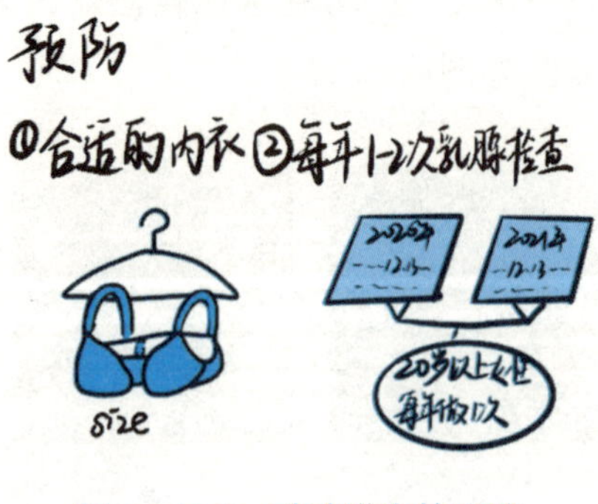

图 1.1.15.5　乳腺增生的预防

用；另外，要选择合适的、舒适的内衣；最后，每月要自查乳房 1 次，掌握正确的自查方法，发现异常及时就医，因为早期专业筛查是预防和发现乳腺增生十分重要的方法。

五、乳腺增生会不会引起乳腺癌变呢？

乳腺增生不一定发生癌变。乳腺增生是体内雌激素分布不平衡导致的临床常见病，乳腺癌的发生并不都是基于乳腺增生病变所引发的。但是，当乳腺增生伴有结节、肿块以及非典型性的增生时，恶变的可能性将大大提高。对于乳腺肿瘤的筛查，主要通过乳腺超声、乳腺钼靶，以及乳腺结节的组织病理活检来进一步协助诊断。

（宋黎翼）

第十六节　阴道炎

一、什么是阴道炎？

阴道炎是最常见的妇科疾病，夸张一点来讲，女性一辈子总会遇到一次或两次阴道炎的困扰。所谓阴道炎，就是发生在阴道黏膜的炎症，通常是因为细菌或病毒侵犯阴道黏膜引起的感染。

二、阴道炎的常见症状有哪些？

阴道炎的主要症状为难以忍受的外阴瘙痒，让人坐立不安；内裤稍紧就感觉到外阴疼痛；白带明显增多，犹如关不上的水龙头在不时渗水，分泌物像豆腐渣，伴有腥臭味；阴道炎的患者，还可能同时出现尿道炎症、子宫内膜炎、盆腔炎等，如果没有控制病情、久治不愈，就可能导致不孕的发生。

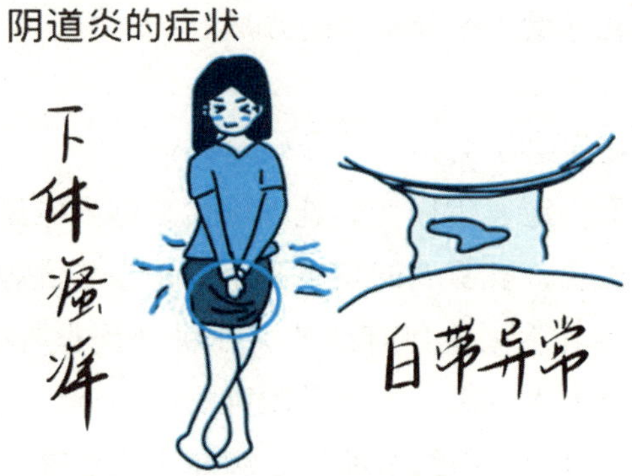

图 1.1.16.1　阴道炎症状

三、阴道炎应该如何治疗呢?

得了阴道炎，应该去医院接受系统治疗，否则容易久治不愈。阴道炎的治疗原则是内外兼治，也就是内服抗生素，外用抗菌消炎药物，常用的方法有：坐浴、阴道内冲洗、阴道内放入药物局部杀菌等，整个用药过程应严格按照医生的医嘱，按时、按量完成，以避免出现复发或耐药的情况。

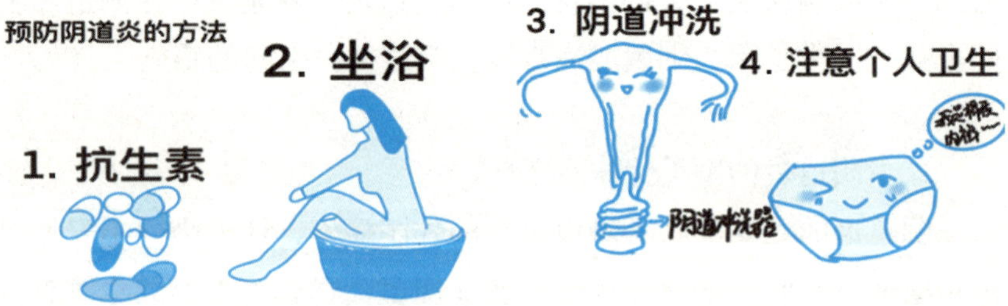

图 1.1.16.2　阴道炎治疗

四、如何预防阴道炎的发生呢?

养成良好的生活习惯，加强锻炼，提高自身免疫力；养成正确的卫生习惯，做好外阴清洁，特别是月经期；内衣裤宜选择纯棉的，勤换洗，勤消毒，着宽松的裤子，卫生巾应选用正规、符合国家标准的品牌，并做到定时更换；谨慎使用公共卫生设施，避免间接传播或交叉感染；避免不洁性生活，必要时使用保护措施。另外，阴道冲洗会破坏阴道原有的酸碱平衡，因此若无必要，不建议长期进行阴道冲洗。

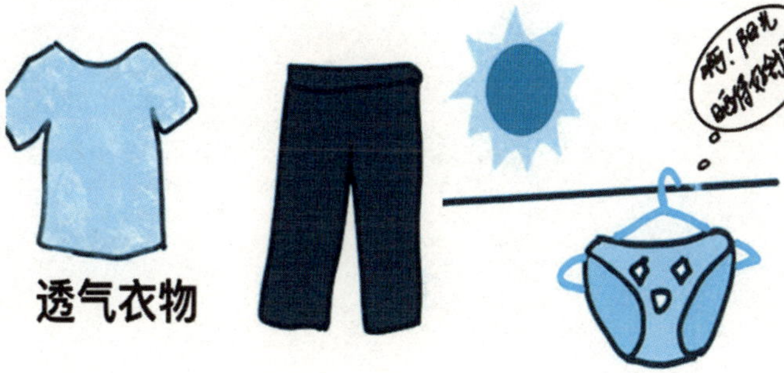

图 1.1.16.3　阴道炎预防

五、阴道炎会引起宫颈糜烂吗?

阴道炎一般不会引起宫颈糜烂。宫颈糜烂可以分为生理性和病理性 2 种，生理性的宫颈糜烂指的是雌激素水平异常导致的宫颈柱状上皮异位，当出现白带增多、发黄、有异味时，属于宫颈炎症的表现。病理性宫颈糜烂通常是由于不洁净的同房、清洁用品使用不当后阴道菌群变化而宫颈上皮被损伤所导致的慢性宫颈炎症。

（宋黎翼）

第二篇

公　共　卫　生　篇

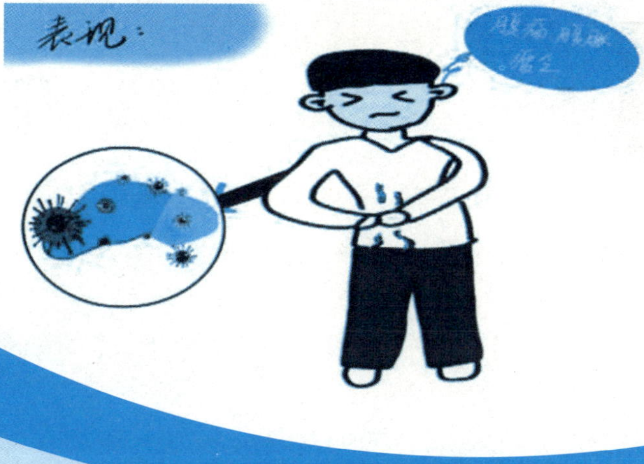

第一章　传染性疾病

第一节　病毒性肝炎

一、什么是病毒性肝炎？

病毒性肝炎是由多种肝炎病毒引起的以肝脏病变为主的一种传染病。根据病毒感染类型不同可分为甲、乙、丙、丁、戊型病毒性肝炎，庚型病毒性肝炎少见。临床上以食欲减退、恶心、上腹部不适、肝区痛、乏力为主要表现。部分患者可有黄疸发热和肝大伴有肝功能损害。有些患者可慢性化，甚至发展成肝硬化，少数可发展为肝癌。

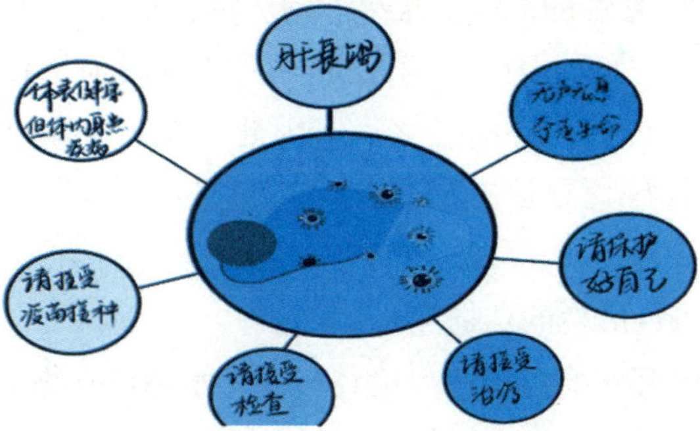

图 2.1.1.1　病毒性肝炎

二、得了病毒性肝炎会有哪些表现？

病毒性肝炎患者的典型症状包括腹部不适、皮肤泛黄、恶心、呕吐、消瘦、厌油等，部分患者可出现发热、肝脏变大等。

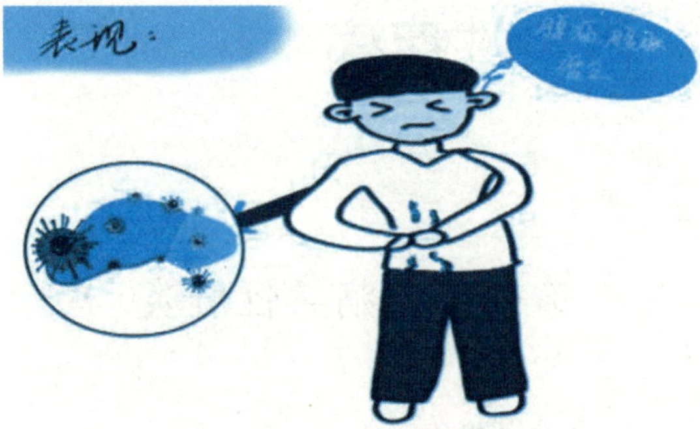

图 2.1.1.2　病毒性肝炎表现

三、病毒性肝炎的诱发因素有哪些?

1. 不良卫生习惯：甲型和戊型肝炎主要传播途径是粪—口途径，饭前便后不洗手，饮食不卫生都能诱发感染。

2. 性生活混乱：乙型和丙型肝炎可以通过性传播，有多个性伴侣、卖淫嫖娼、同性性行为等有性传播疾病风险的人群中流行率为 4% ～ 6%，女性的危险性是男性的 3 倍。

3. 输血：乙型、丙型和丁型肝炎可以通过血液传播，输血和血制品是最重要的传播途径之一，因此，在多次输血者中感染率最高。

四、病毒性肝炎的传播途径是什么?

甲肝和戊肝主要经粪—口途径传播，水源或食物被污染可引起暴发流行，也可经日常生活接触传播。

乙肝、丙肝的传播途径包括：①血液传播，通过输血、血制品或是使用污染的注射器等；②母婴垂直传播；③性接触传播。丁肝的传播途径与乙肝相同，一般与乙肝病毒同时感染，或是在感染乙肝病毒的基础上才可能感染。

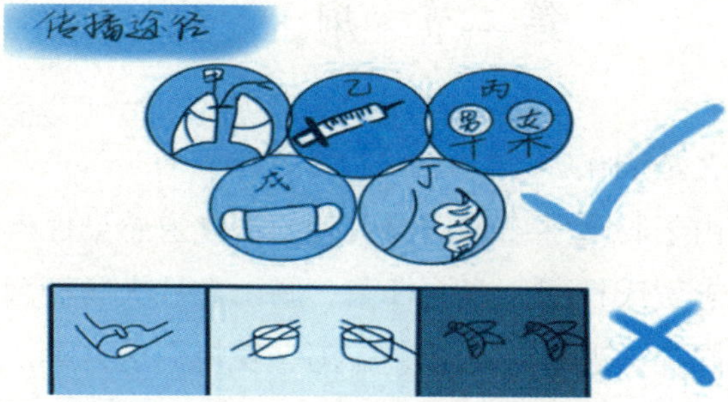

图 2.1.1.3　病毒性肝炎传播途径

五、病毒性肝炎和肝癌有关系吗?

肝癌的诱发因素非常多，包括长期酗酒、肥胖、病毒性肝炎等，其中病毒性肝炎是肝癌的主要病因，尤其是乙肝和丙肝。乙肝和丙肝如果没有得到及时的控制，容易演变成肝硬化，进而发展成肝癌。

六、如何预防病毒性肝炎?

1. 养成良好的卫生习惯，饭前便后要洗手。

2. 对生产经营食品的人员定期检查，搞好环境卫生，落实水源保护，水消毒、食品卫生、食具消毒等措施。

3. 注射疫苗。普遍接种疫苗是降低发病率乃至消灭本病的重要措施，已列入我国计划免疫。

4. 严格掌握输血及血制品的适应证，对各种医疗器械和用具实行严格消毒，提倡使用一次性的注射、检查和治疗用具，防止医源性传播。

5. 服务行业所用的理发、刮脸、修脚、文身等器具应严格消毒，不和任何人共用剃须刀和牙具等用品。

（刘　璐）

第二节 痢　　疾

一、什么是痢疾?

痢疾是由于肠道感染致病菌引起的消化道感染性疾病，常见致病菌包括：志贺氏杆菌、弯曲杆菌、肠出血性大肠杆菌等。该病的主要症状为腹痛、恶心、呕吐、腹泻、发烧、乏力等。任何年龄的人都可能会患上此病，其中，儿童是痢疾的高发性人群，容易通过人与人之间的接触以及被污染的食物和饮料等传播。患者如果不能及时得到控制治疗，可能会由于严重脱水危及生命。

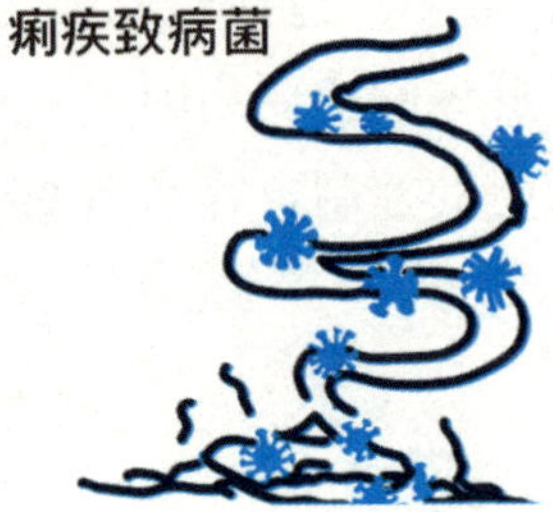

图 2.1.2.1　痢疾

二、什么季节容易患痢疾?

痢疾的流行期为 6 ～ 11 月，发病高峰期在 8 月。

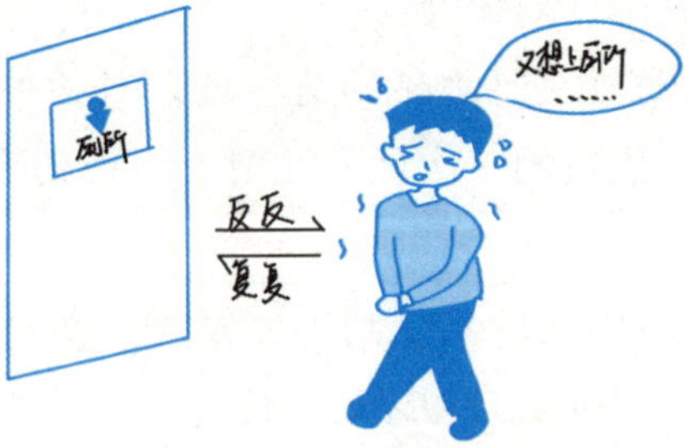

图 2.1.2.2　痢疾的表现

三、痢疾是如何传播的?

俗话说:“病从口入”,确实如此,痢疾杆菌随患者或带菌者的粪便排出,通过污染手、食品、水源,生活接触,或苍蝇、蟑螂等间接方式传播,最终均经口入消化道使易感者受感染。

四、如何发现自己感染了痢疾?怎么治疗?

当发现自己有发热伴头痛、乏力、食欲减退,腹痛、腹泻,解稀水样或者黏液脓血便,次数较多,急于排便但又排不出或者无法排出,且左下腹有压痛时就可能是感染了痢疾,需要及时到医院就诊,通过血液、粪便等检查来鉴别。如确诊,则应在医生指导下,进行规范治疗,如:口服或静脉使用抗生素抗菌,接受降温、止痛等对症处理。同时,还要做好饮食调整,可以吃点清淡的白粥或者面条,多喝温开水,不要吃不易消化的肉类,不要进食辛辣等刺激性食物。由于痢疾是传染性疾病,因此,一旦确诊,还应对自己的生活用品和排泄物进行严格的消毒处理,以免感染家人。

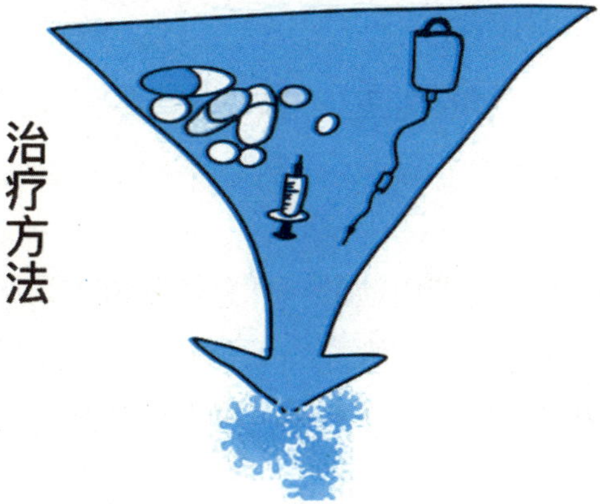

图 2.1.2.3　痢疾的治疗方法

五、日常生活中如何防治痢疾?

因为目前尚无有效的志贺菌疫苗，预防应以切断传播途径为主。日常生活中，水果在食用前一定要洗净，餐具和生活用具单独使用并严格消毒，注意防蝇灭蝇，不吃生冷、变质食物，不喝生水，注意个人卫生，饭前便后洗手，注意休息，适当运动，增强免疫力。

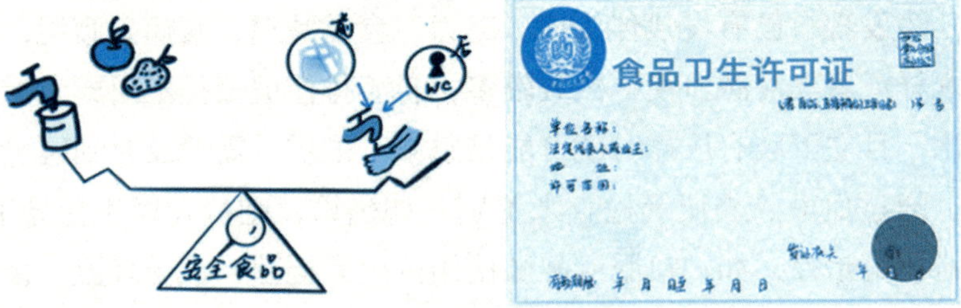

图 2.1.2.4　预防痢疾的方法

（刘　璐）

第三节　伤　　寒

一、什么是伤寒?

伤寒是由伤寒沙门菌引起的一种急性肠道传染病，典型症状包括持续高热、腹痛、肝脾肿大和白细胞低下，部分患者出现玫瑰皮疹和脉搏相对缓慢，病情严重者可出现表情淡漠、反应迟钝。

二、有哪些常见症状?

1. 39 ℃—40 ℃的持续高热，有时能持续 1 ～ 2 周；

2. 相对缓脉，一般体温高时脉搏会相应的加快，比如：平时正常心率 60 ～ 70 次 / 分，发烧时可能 90 ～ 100 次 / 分，但伤寒的患者虽然高烧，脉搏却不快，相对缓慢；

3. 肝脾肿大，患者体格检查时发现肝脏、脾脏都肿大；

4. 部分患者在疾病发病 1 周左右的时间范围内，躯干部会出现玫瑰糠疹，这是伤寒特有的表现。

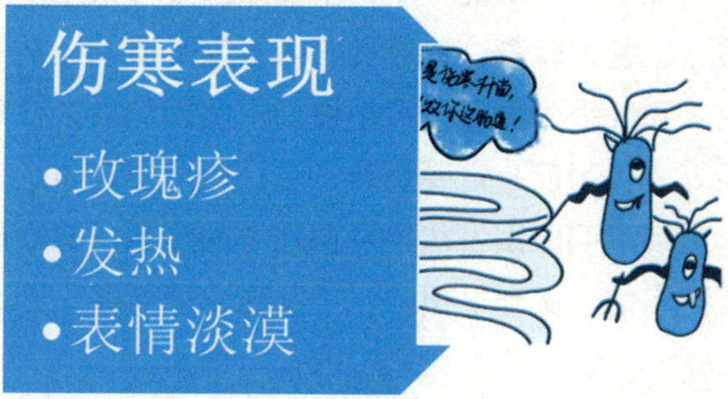

图 2.1.3.1　伤寒表现

三、伤寒通过什么方式传播？

主要通过粪—口传播，水源污染是本病最重要的传播途径，可引起暴发性流行。食物污染也是传播伤寒杆菌的主要途径，可引起食物性的暴发流行。另外，日常生活密切接触也是伤寒散发流行的传播途径，苍蝇和蟑螂等媒介可机械性携带伤寒杆菌引起散发流行。

四、伤寒患者如何自我护理，促进疾病自愈？

如果不慎得了伤寒，那么饮食及护理十分重要，居住的房间要安静、通风，饮食要清淡，避免食用产生胀气的食物，如牛奶等。在发烧期间，要吃流食，可吃稀粥、米汤、菜汤、鸡蛋汤、面糊、软面条、新鲜水果汁等。退热后逐渐过渡到无渣或者少渣的半流质饮食。可适量增加鱼肉末、瘦肉末、豆腐等食物。退热后 2 周才能恢复到正常饮食，但是仍需要注意吃易消化的软食。

五、如何预防伤寒呢?

预防伤寒的关键是：勤洗手、吃熟食、喝开水。小心食用生冷食品，生食的瓜果一定要洗干净；水要煮沸方可饮用；不要到卫生条件差的摊点、餐馆就餐；养成良好的卫生习惯，经常保持双手清洁，饭前便后要洗手，不随地大小便，不乱扔垃圾；自家的剩饭剩菜、海产品等，食用前一定要烧熟煮透，厨房要有防蝇设备，安装纱门纱窗；出现不明原因发热等疑似伤寒的症状，应立即到医院就诊，以免延误病情。做到早预防、早发现、早隔离、早治疗。

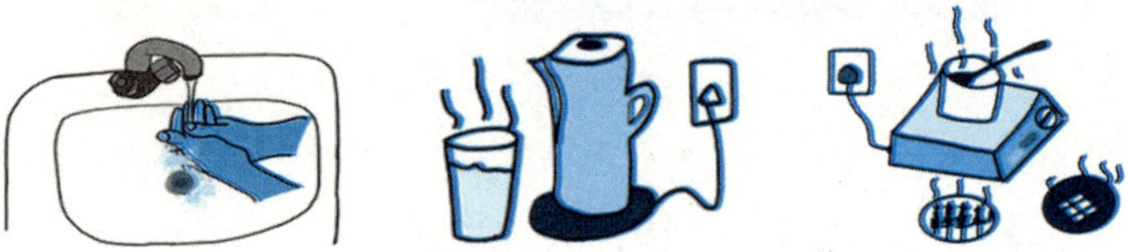

图 2.1.3.2　伤寒的预防

（刘　璐）

第四节　肺结核

一、什么是肺结核?

结核病是结核杆菌感染引起的一种慢性传染病，可侵及身体各个器官发病，以肺部结核感染最常见，也就是我们常有所耳闻的肺结核。肺结核俗称“痨病”，肺结核会损伤肺组织，造成肺部坏死、空洞等，患肺结核后，如果发现、诊断不及时，治疗不彻底，就会对健康造成严重危害，甚至危及生命，还可能传染他人，造成严重后果。

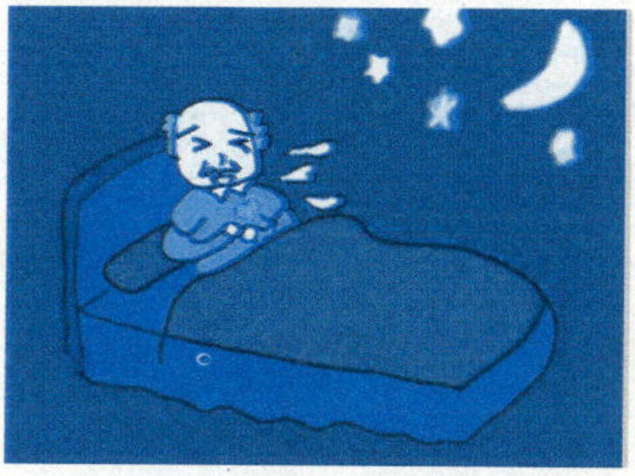

图 2.1.4.1　肺结核

二、有哪些常见症状?

以呼吸道症状最为常见：连续咳嗽、咯痰 2 周以上，或痰中带有血丝，咯血，血色鲜红带泡沫，还可能伴有不同程度的胸痛或呼吸困难、午后低热（37.3 ℃—38 ℃）、夜间出汗、乏力、消瘦、食欲减退等其他的症状。一旦出现以上症状，应及时就医检查。

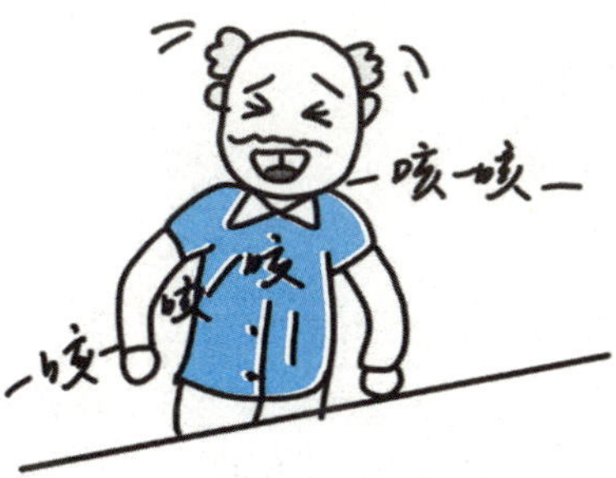

图 2.1.4.2　肺结核症状

三、通过什么方式传播，哪些人容易感染？

肺结核是呼吸道传染病，咳嗽、咳痰、打喷嚏、大声说话等，都可能会把带有结核菌的飞沫播散到空气中，健康人吸入后就可能被感染。免疫力低下者、艾滋病毒感染者、糖尿病患者、老年人、烟民等都是容易感染的人群，应每年定期进行结核病检查。

四、肺结核患者如何防止传染给其他人？

处于传染期的肺结核患者应停工、停学，进行隔离治疗，尽量避免去公共场所，尤其是密闭场所。如去公共场所应正确佩戴口罩，不随地吐痰，用纸将痰包起来进行焚烧；咳嗽、打喷嚏时，要用纸巾或肘部掩住口鼻，避免直接面对他人，减少结核菌的传播。

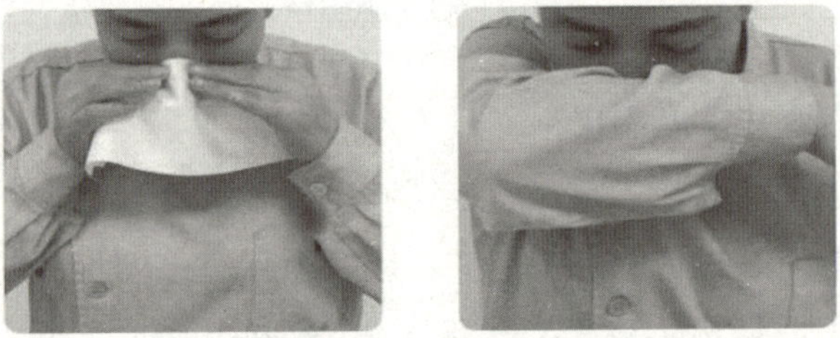

图 2.1.4.3　正确打喷嚏的方法

五、如何避免被传染？

1. 接种疫苗，在新生儿时及时接种卡介苗，可以有效预防儿童重症结核病的发生，但仍不能完全避免被传染。

2. 房间保持整洁，要经常开窗、通风，尤其是人员密集的场所。

3. 肺结核主要是经呼吸道传染的疾病，去公共场所或较高危险场所时，必须正确佩戴口罩。

4. 养成良好的生活作息习惯，饮食均衡，劳逸结合，保证足够的睡眠，保持愉悦的心情，增强自身免疫力；一旦患有影响免疫力的疾病，应定期进行结核病筛查。

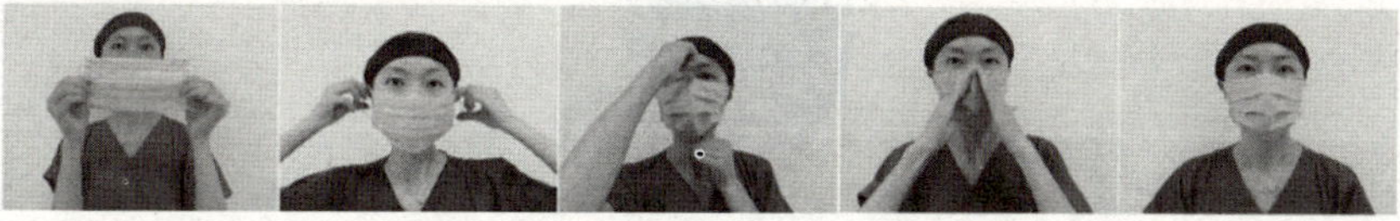

图 2.1.4.4　正确戴口罩的方法

（王怡菲）

第五节　霍　　乱

一、什么是霍乱?

霍乱是因摄入由霍乱弧菌污染的食物或水，引起的一种急性肠道传染病。具有起病急的特点，患者会出现腹泻剧烈、多有呕吐、重者脱水、休克等症状。

二、什么季节容易得霍乱?

霍乱的发病高峰在夏秋季，7—10 月份。人群普遍易感，胃酸缺乏者尤其易感。

三、霍乱如何传播的?

俗话说："病从口入"，霍乱通过粪—口传播，饮用或食用被霍乱弧菌感染而又未经消毒处理的水或食物，接触霍乱患者、带菌者排泄物污染的手或物品，以及食用经苍蝇污染过的食物等都可能被感染。

图 2.1.5.1　霍乱的传播途径

四、如何发现自己感染了霍乱？然后怎么做？

有腹泻症状，特别是剧烈的无痛性水样腹泻，应立即就医，并做霍乱弧菌的培养检查，此病与其他腹泻病不同，可在数小时内造成死亡。

霍乱传染性很强，一旦发现感染了霍乱，不管是轻型还是带菌者，都应进行隔离治疗；与霍乱感染者密切接触的人也应采集粪便进行相关检查。

霍乱症状消失，停服抗菌药物后，连续两天粪便培养未检出霍乱弧菌者方可解除隔离。另外，感染霍乱后，应要积极配合疾病预防控制中心的工作人员做好流行病学的调查、密切接触者的采样和家里的消毒等工作。

五、如何预防感染霍乱？

预防霍乱，牢记“病从口入”，养成良好的卫生习惯，做到“四要”“四不要”。

“四要”：注意手卫生，饭前便后要洗手；食品要煮熟，特别是在市场购买的海产品；生熟食品要分开储存，并用不同用具处理；

已煮熟的食物要及时食用。

“四不要”：不喝生水；不吃生的、半生的、变质食品；不随地吐痰、不随地大小便、不乱丢垃圾；街边小吃、无证餐饮不光顾。

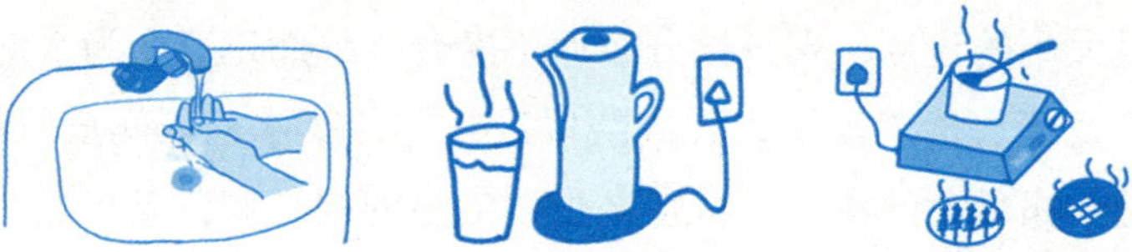

图 2.1.5.2　霍乱的预防

（王怡菲）

第六节　化脓性或渗出性皮肤病

一、什么是渗出性皮肤病?

渗出性皮肤病主要指皮肤出现一些破溃，液体外流渗出的传染性疾病，如水痘、带状疱疹。

带状疱疹是由带状疱疹病毒引起的急性感染性皮肤病，俗称“蜘蛛疮”。其主要特点为簇集水泡，初次感染表现为水痘，而后病毒长期潜伏，当免疫功能减弱或感冒、劳累时病毒再次活动，继续生长繁殖，沿周围神经累及皮肤，发生带状疱疹。

二、渗出性皮肤病的易发人群有哪些？什么时候是好发的季节?

好发于成人，春秋季节多见。发病率随年龄增大而显著上升，且年龄越大，疼痛感越强烈。

三、带状疱疹有哪些症状？

发疹前可有轻度乏力、低热（37.3 ℃—38 ℃）等全身症状，患处皮肤有灼热感或者神经痛，触之有明显的痛感，持续 1—3 天，也可没有任何症状即发疹。患处常先出现红斑，而后很快出现玉米至黄豆大小的丘疹，聚集性分布而不融合，继而迅速变为水疱，疱壁紧张发亮，疱液澄清，外周绕以红晕，各簇水疱群间皮肤正常。疼痛是本病最大的特点，特别是难以治愈的神经痛，老年患者常较为剧烈。

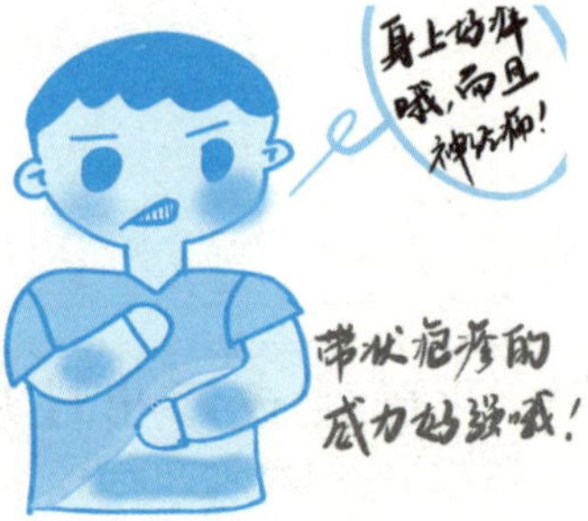

图 2.1.6.1　带状疱疹的症状

四、得了带状疱疹怎么办？如何预防？

1. 不要过分紧张，避免精神刺激，治疗得当，10 天左右即可痊愈，治愈后一般可获得对此病的终身免疫。

2. 健康合理饮食，宜进食清淡、易消化的高维生素、高蛋白、低脂饮食，如：瘦肉、鸡蛋、大豆、黑木耳等；忌食油腻辛辣等刺激性食物，如：烟、酒、生姜、羊肉、肥肉、油炸类等。

3. 勤换衣裤，注意个人卫生，避免接触易感人群。

4. 预防继发细菌感染，每日清洗皮肤，保持清洁干燥，穿宽松衣物，不要抓挠及摩擦患处，避免疱疹破裂继发感染。

5. 注意休息、劳逸结合，不可过度劳累，增强体质，提高抗病能力，养成良好生活习惯，坚持适当的户外活动，以提高集体防御能力。

6. 预防感染，免疫功能低下或年老体弱者应预防各种疾病的感染。特别是春秋季节，冷暖交替时，适当添加衣物，避免受凉而导致抵抗力下降。

7. 避免接触毒性物质，以防伤害皮肤，影响身体健康，降低机体抵抗力。

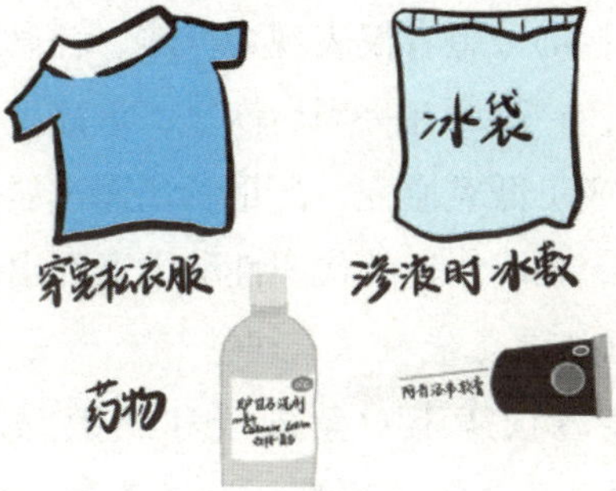

图 2.1.6.2　带状疱疹治疗

（王怡菲）

第七节　新型冠状病毒肺炎

一、新型冠状病毒肺炎基础知识 9 问答

1. 问：在新型冠状病毒如何在人群中流行?

答：（1）传染源：新型冠状病毒携带者和新型冠状病毒感染的

患者是目前主要的传染源。

（2）主要传播途径：经呼吸道飞沫传播、接触传播和气溶胶传播。

（3）易感人群：人群普遍易感。儿童及婴幼儿也可发病，症状一般较轻、预后较好；重症者以患有慢性基础疾病的中老年人为主，死亡风险高。

2. 问：新型冠状病毒常见临床症状有哪些？

答：主要症状有发热、咳嗽、呼吸困难、乏力，还有胸闷、精神不振、纳差、恶心呕吐、腹泻、头痛、心慌、结膜炎等其他症状。多数患者预后良好；部分患者仅表现为低热、轻微乏力等，无肺炎表现，起病症状轻微，一般可在一周后恢复；重症患者多在发病一周后出现呼吸困难和（或）低氧血症，严重者快速进展为急性呼吸窘迫综合征、脓毒症休克、难以纠正的代谢性酸中毒和出凝血功能障碍等。

3. 问：新型冠状病毒能被杀灭吗？

答：能。新型冠状病毒对紫外线和热敏感，56 ℃加热 30 分钟、乙醚、75% 酒精、含氯消毒剂、过氧乙酸和氯仿等脂溶剂均可有效灭活病毒，但氯己定不能有效灭活病毒。

4. 问：什么是无症状感染者？

答：新冠病毒无症状感染者，指无相关临床症状（如发热、咳嗽、咽痛等），但呼吸道等标本核酸检测或抗体检测呈阳性者。无症状感染者也能成为传染源，具有一定的传播风险，无症状感染者密切接触者也要进行 14 天的集中隔离医学观察。原则上集中隔离满 14 天，经两次连续、间隔 24 小时核酸检测阴性可以解除隔离；如为阳性，需继续集中隔离进行医学观察。

5. 问：什么是密切接触者？

答：密切接触者就是指在缺乏有效防护措施的情况下与确诊病

例、高度疑似病例或检测结果呈阳性的无症状感染者有近距离接触史的人员。密切接触者也要进行14天的隔离医学观察。

6. 问：海外回国途中怎样算密切接触者?

答：（1）一般情况下，密切接触者包括民用航空飞机内与确诊病例、高度疑似病例或检测结果呈阳性的无症状感染者同机舱乘坐的同排和前后各三排座位上的所有乘客，以及为上述人员提供服务的乘务员，其他乘客作为一般接触者。

（2）如果确诊病例、高度疑似病例或检测结果呈阳性的无症状感染者乘坐的是未配备高效微粒过滤装置的民用航空飞机，机舱内所有人员均为密切接触者。

（3）如乘坐出租车，包括与确诊病例、高度疑似病例或检测结果呈阳性的无症状感染者同车乘坐的所有乘客及司机。

7. 问：从海外回国的人员为什么要隔离观察14天?

答：隔离观察是指对有可能被传染到传染病的人员按此传染病的最长潜伏期采取相应的隔离措施，观察其健康状况，是否出现相关症状（如新型冠状病毒肺炎患者的症状为发热、乏力、干咳、腹泻，并逐渐出现呼吸困难等，以及其他系统不典型表现），以便这些人员在疾病潜伏期和进展期内得到早期发现、早期治疗和救护，同时，减少和避免将病毒传染给其他健康人群。新型冠状病毒肺炎的潜伏期一般为1—14天，平均7天，中位潜伏期为3天。潜伏期内，感染者可能无不适症状，但是具有传染性，很可能会将病毒传给一起生活、工作的家人、同事或其他人。为了控制疫情，还大家一个安全的环境，请一定配合好14天的隔离观察。

8. 问：如何区分新冠病毒肺炎、流感和普通感冒?

答：随着天气转暖，万物复苏，细菌病毒的繁殖也加快了，流感和普通感冒与新冠病毒肺炎相似，但也有不少区别。

表 2.1.7.1　新冠病毒肺炎与流感和普通感冒的区别

	新冠病毒肺炎（COVID-19）	流行性感冒	普通感冒
发热	多见，可无发热	多见，高热	少见
咳嗽	多见	多见	少见
咽痛	少见	多见	多见
呼吸困难	多见	少见	无
鼻塞、流涕、打喷嚏	少见	少见	多见
疲劳乏力	多见	多见	少见
头痛、肌肉酸痛	少见	多见	少见
结膜炎	少见	少见	无
呕吐、腹泻	少见	乙型流感多见	无
胸部 CT	常见肺炎表现	少见	无
疫苗	新冠病毒肺炎疫苗	流感疫苗	无

9. 问：如果出现新冠病毒肺炎的疑似症状怎么办？

答：如出现可疑症状，应主动戴好口罩，及时就近就医。尽量避免乘坐公交、地铁等公共交通工具，避免前往人群密集的场所。就医时，主动告知医生自己的相关疾病流行地区的旅居史，以及发病前后接触过什么人，配合开展相关调查。

二、新型冠状病毒肺炎防护知识——口罩篇 11 问答

1. 问：在新冠病毒肺炎（COVID-19）的防护过程中，我们出门为什么一定要戴口罩？

答：新冠病毒的主要传播方式是经飞沫传播、接触传播以及呼吸道气溶胶近距离传播。目前近距离飞沫传播应该是主要途径。口罩是公众防止飞沫传播的最佳选择。所以一定要戴口罩！就算接触

到了感染者，戴口罩可以阻拦你直接吸入飞沫里的病毒，减少被感染的可能。

2. 问：口罩该怎么选？

答：见表 2.1.7.2。

表 2.1.7.2　口罩的选择

口罩种类	是 / 否推荐
纸质口罩、棉质口罩、海绵口罩、活性炭口罩	**防疫不推荐** 用于普通环境下的卫生护理，或致病性微生物以外的颗粒（如花粉）的阻隔及防护
一次性医用口罩 医用外科口罩	**推荐** 适合居民在当前疫情防护期间或去人员密集的公共场所时佩戴； 连续佩戴 4 小时更换，污染或潮湿后立即更换
医用防护口罩 （如 N95/KN95 及以上）	**特定人群使用** 适合医务防疫人员，或居民近距离接触呼吸道传染者，或去人员高度密集的公共场所时佩戴； 可佩戴 1—2 天，污染或潮湿后立即更换
带呼吸阀的 N95 口罩	**不推荐** 仅保护佩戴者，而不保护周围的人

3. 问：为什么不能佩戴有呼吸阀的口罩？

答：本次疫情防控期间请尽量选择不带呼吸阀的口罩。虽然有没有呼气阀都不影响对佩戴者的呼吸保护，但是佩戴者可能会呼出细菌或者病毒。有呼气阀的口罩可以保护佩戴者，但不保护周围的人。相关人员在未进行核酸检测显示阴性之前，请选用没有呼气阀的口罩，避免把病毒传播。

4. 问：戴口罩要洗手吗？

答：戴口罩前后均应洗手。在戴口罩过程中避免手接触到口罩内侧面，减少口罩被污染的可能。

5. 问：如何正确佩戴口罩？

答：医用口罩的使用方法：

（1）先将手洗干净。分清楚口罩的正面、反面、上端、下端。

（2）口罩颜色深的是正面，正面应该朝外，而且医用口罩上还有鼻夹金属条。

（3）颜色比较浅的一面是反面，应朝内正对脸部。除此之外，要注意带有金属条的部分应该在口罩的上方，不要戴反了。

（4）确定口罩朝向是否正确之后，将两端的绳子挂在耳朵上，口罩紧贴面部。

（5）用双手压紧鼻梁两侧的金属条，使口罩上端紧贴鼻梁，然后向下拉伸口罩，使口罩不留有褶皱，覆盖住鼻子和嘴巴。检验口罩密闭性。

（6）注意不可内、外面戴反，不能两面轮流戴；一个口罩仅限一人使用。

6. 问：如何正确脱去口罩？

答：绑带型的，先解开口罩下面的带子，再解开上面的带子。耳带式的，直接捏住耳朵后的两根弹力带摘下即可。取下口罩后，捏住口罩内侧面，两次对折，用弹力带子扎紧口罩即可。

7. 问：处理如何废弃口罩？

答：摘口罩前后做好手卫生，废弃口罩放入密封袋丢弃至专用垃圾桶内。清洁人员应每天两次使用 75% 酒精或含氯消毒剂对垃圾桶进行消毒处理。

8. 问：口罩什么时候更换？

答：当出现以下情况时，应及时更换口罩：

（1）呼吸阻抗明显增加时；

（2）口罩有破损或损坏时；

（3）口罩与面部无法密合时；

（4）口罩受污染（如染有血渍或飞沫等异物时）；

（5）曾使用于个例病房或病患接触（因为该口罩已被污染）。

9. 问：特殊人群如何佩戴口罩？

答：（1）孕妇佩戴防护口罩，应注意结合自身条件，选择舒适性比较好的产品。

（2）老年人及有心肺疾病慢性病患者佩戴后会造成不适感，甚至会加重原有病情，应寻求医生的专业指导。

（3）儿童处在生长发育阶段，其脸型小，选择儿童防护口罩。

10. 问：口罩经过清洗后可以二次使用吗？

答：清洗消毒口罩会导致其变形，过滤层受损，易造成二次污染。如无发热或流涕等症状，部分口罩可在使用后置于阳光下通风干燥处，二次重复使用；如接触过有发热或咳嗽等症状的人员或口罩脏污，则不能重复使用。

11. 问：口罩越厚越好，多佩戴几层更安全？

答：一般的棉质口罩虽然厚实，但基本不具备传染病的防护效果；多层口罩不能增强防疫效果，反而容易影响通气功能，造成资源浪费。

三、新型冠状病毒肺炎防护知识——洗手篇 5 问答

1. 问：防疫期间，为了切断接触传播病毒的途径，我们要经常洗手。什么时候需要洗手呢？

答：包括外出归来；戴口罩前及摘口罩后；接触过泪液、鼻涕、痰液和唾液后，咳嗽打喷嚏用手遮挡后；护理患者后；准备食物前；用餐前；上厕所后；接触如扶手、门柄、电梯按钮、钱币、快递等公共设施或物品后；抱孩子、喂孩子食物前，处理婴儿粪便

后；接触动物或处理动物粪便后；扔垃圾后。

2. 问：预防感染的首要措施是做到经常洗手，日常洗手用品有哪些？

答：有肥皂、含有酒精的洗手液、速干手消毒剂等。

（1）世界卫生组织（WHO）的手卫生指南强调了含酒精的洗手液是改善手卫生的重要因素，在有条件的情况下，首选用含酒精的洗手液和流动水洗手；

（2）在没有含酒精的洗手液的情况下，推荐用肥皂和流动水充分洗手；

（3）速干手消毒剂能快速消灭医院感染中常见的病原微生物，随时可取，可简化洗手流程，便于随身携带，通常在手部未见明显污染物时使用。

3. 问：洗手的步骤有哪些？

答：（1）湿：在流动水下把手淋湿，包括手腕、手掌和手。

（2）搓：双手抹肥皂或洗手液，按照七步洗手法搓洗双手的手心、手背、手指、指尖、指甲和手腕，时间不少于20秒。

（3）冲：用流动水将双手彻底冲洗干净。

（4）捧：捧水将洗手前触碰到的水龙头上的污染处冲或包着擦手纸关闭水龙头。

（5）擦：用擦手纸或一次性纸巾将双手擦干。

4. 问：什么是七步洗手法？

答：（1）第一步（内）：洗手掌　流水湿润双手，涂抹洗手液（或肥皂），掌心相对，手指并拢相互揉搓；

（2）第二步（外）：洗背侧指缝　手心对手背沿指缝相互揉搓，双手交换进行；

（3）第三步（夹）：洗掌侧指缝　掌心相对，双手交叉沿指缝相互揉搓；

（4）第四步（弓）：洗指背　弯曲各手指关节，半握拳把指背放在另一手掌心旋转揉搓，双手交换进行；

（5）第五步（大）：洗拇指　一手握另一手大拇指旋转揉搓，双手交换进行；

（6）第六步（立）：洗指尖　弯曲各手指关节，把指尖合拢在另一手掌心旋转揉搓，双手交换进行；

（7）第七步（腕）：洗手腕、手臂　揉搓手腕、手臂，双手交换进行；

（8）特别要注意彻底清洗戴戒指、手表和其他装饰品的部位，应先摘下手上的饰物再彻底清洁，因为手上戴了戒指，会使局部形成一个藏污纳垢的“特区”，稍不注意就会使细菌病毒“漏网”。

5. 问：　出门在外如何清洁双手？

答：出门在外时，身边很可能没有洗手设施，建议随身携带有效的快速手部消毒剂，以备随时进行手消毒，避免感染。按照七步洗手法进行揉搓，时间不少于20秒。如果手部出现明显污渍，建议及时找到流动自来水洗手。

四、新型冠状病毒肺炎防护知识——体温篇4问答

1. 问：如何进行自我健康监测？

答：防疫期间，及时做好个人与家庭的健康监测，可每日测量体温。家中有儿童的，要早晚摸孩子的额头，如有发热及时测量体温。

2. 问：用哪种体温计比较好？

答：目前常见的有三种体温计：水银温度计、电子温度计、红外线耳温计，可根据需要自行选择。

（1）水银体温计：使用率最高。由于水银的性能非常稳定，故测量时产生的误差较小。但在使用中要防止其破裂。另外水银体温计数字标识太小，老年人使用不太方便。

（2）电子式体温计：将体温以数字的形式显示出来，读数清晰，携带方便，而且用电子体温计需要的时间短。不足之处在于示值准确度容易受到电子元件及电池供电状况等因素影响。

（3）红外线耳温计：通过测量耳朵鼓膜的辐射亮度，非接触地实现对人体温度的测量，仅有几秒钟就可得到测量数据，非常适合急重病患者、老人、婴幼儿等使用。但使用初期需要熟悉操作。

3. 问：如何量体温？

答：体温计的正确使用方式：

（1）使用体温计前，用纯度 75% 以上的酒精消毒，并将水银柱甩到 35 ℃以下。

（2）腋温测量时，先擦干腋下，把体温计水银端置于腋窝，即腋下的中央部位，并贴紧皮肤加紧，不可接触到内衣物等；婴幼儿使用时，请轻轻压住其手臂，以免其腋下翘起。

（3）腋窝测试原则上要达到 5—10 分钟。

（4）红外线耳温计配有耳套，请注意按相应规格补充耳套，不要使用他人用过的耳套，可能导致交叉感染。使用前应放于 10 ℃—40 ℃正常室温下静候 30 分钟后方可测量耳温。

4. 问：体温达到多少算发热？

答：一般情况下，腋窝体温超过 37.5 ℃定为发热，俗称“发烧”。37.3 ℃—38 ℃为低度发热、38.1 ℃—39 ℃为中度发热、39.1 ℃—41 ℃为高热、超过 41 ℃为超高热。疫情期间，如有发热请及时到相关发热门诊就医。

五、新型冠状病毒肺炎防护知识——消毒篇5问答

1. 问：居家消毒准备该注意些什么？

答：（1）预防新型冠状病毒感染，适度消毒，避免过度消毒，造成化学污染，做好个人防护。

（2）通风：打开窗户，通风换气，保持室内空气清新。做好空气消毒，每天室内通风换气不少于2次，每次不少于30分钟。不能自然通风的用排气扇等机械通风。

（3）个人用具：消毒前请戴好口罩、手套等防护用品。

2. 问：常用的消毒剂有哪些？

答：常见消毒剂及配制使用：

（1）84消毒液（有效氯5%）：常规按消毒液：水为1 ∶ 100的比例稀释后即为有效氯500 mg/L。

（2）75%乙醇消毒液：直接使用。注意避开明火。

（3）日常家居类消毒剂（如：威露士、滴露、蓝月亮等品牌）按产品标签标识以杀灭肠道致病菌的浓度进行配制和使用。

（4）其他消毒剂按产品标签标识以杀灭肠道致病菌的浓度进行配制和使用。

3. 问：居家如何消毒？

答：消毒措施：

（1）手、皮肤：建议选择有效的消毒剂如碘伏、含氯消毒剂和过氧化氢消毒剂等手皮肤消毒剂或速干手消毒剂擦拭消毒。洗手：减少接触公共场所的公用物品和部位；从公共场所返回、咳嗽手捂之后、饭前便后、处理食物前、接触动物和处理粪便后，应及时用洗手液或肥皂水洗手，搓手不少于20秒，然后用流动水冲洗干净，或用含酒精成分的免洗洗手液，用一次性纸巾或干净毛巾擦手。

（2）衣物、毛巾、纱布：经常换洗，出行外套用75%酒精喷

雾喷于衣物表面再把衣服挂在门口或阳台通风处晾晒。必要时可以用水煮沸消毒，煮沸时间 15 分钟以上；或使用衣物消毒液浸泡消毒，注意含氯消毒剂对织物（衣物、毛巾、被罩等）有漂白作用。

（3）床上用品、衣物、绒毛玩具：可以在清洗后，于阳光下暴晒 4 小时以上，暴晒时将衣物摊开，均匀照射。天然紫外线的效果不容忽视。

（4）餐具、水杯：浸没煮沸消毒 15—30 分钟；蒸汽 100 ℃熏蒸 20 ～ 30 分钟；消毒柜消毒按使用说明书操作。部分玩具也可用水煮沸消毒。

（5）蔬菜、水果、部分餐具：高锰酸钾溶液与水用 1∶20 的比例浸泡一分钟后清水冲洗。

（6）高频率接触的物体表面：如门把手、桌椅、扶手、家具、水龙头、马桶按钮电话机、玩具等物品应每日进行清洁处理，可用 500 mg/L 消毒液擦拭消毒，用清水洗干净；（如家中有客人来访时）可以用酒精或含氯消毒剂擦拭消毒（按产品说明书使用）。

（7）手机、鼠标键盘、文具、体温表、玩具等：可用 75% 医用酒精或消毒纸巾纸擦拭。

（8）地板：可用 250 ～ 500 mg/L 的含氯消毒剂进行湿式拖地。卫生间地面、墙面可用 500 ～ 1 000 mg/L 含氯消毒液拖地或擦拭消毒。洗手池、便池等每天清洗，每周消毒 1—2 次。

（9）室内空气消毒：可选择过氧乙酸、二氧化氯、过氧化氢等消毒剂喷雾消毒。

4. 问：可以用食用醋熏蒸消毒吗？

答：食用醋中的醋酸含量一般较低，远远不能达到杀菌消毒的作用。不推荐使用。

5. 问：调高室温或者洗水澡可以杀灭病毒吗？

答：不能。虽然病毒对热敏感，但新型冠状病毒要在 56 ℃下保持 30 分钟才能灭活。把室温调高（25 ℃左右）、洗热水澡（40 ℃以上），根本不能灭活新冠病毒。

六、新型冠状病毒肺炎防护知识——社交篇 7 问答

1. 问：咳嗽和打喷嚏时该注意些什么？

答：咳嗽和打喷嚏时：

（1）遵守咳嗽礼仪，无论您是患者与否，均应采用餐巾纸、手帕，或双手捂住口、鼻部，以防止病菌扩散。用来捂住口鼻的餐巾纸等材料不能随地乱丢，应丢入垃圾箱内；手帕使用之后正确清洗（如用普通的肥皂 / 洗涤剂和清水清洗）。

（2）如一时来不及取餐巾纸，可采取“手肘遮挡法”，即用手肘内侧衣物遮掩住口鼻部，同样可以阻挡部分飞沫喷溅。回家后及时清洗衣物。

（3）最佳方式是佩戴口罩，即保护自己也保护了他人。

（4）咳嗽和打喷嚏后：应立即洗手，采用七步洗手法；或用手消毒剂消毒双手；如无手消毒剂，可使用消毒湿巾纸擦拭双手；如无湿巾纸，则避免用手去触摸自己的口鼻眼及公共物品，直至洗手之后。不然，手部的病毒和细菌可以通过互相握手、接触门把手、电梯、电脑键盘等方式，污染到这些物体的表面。

（5）在与人谈话时应注意保持 1 米以上距离，不正对他人交谈，说话语音不要过大，避免口沫四溅。

2. 问：出行在外，难免需要乘坐公共交通工具（公交车 / 地铁 / 高铁 / 飞机等），该如何做好防护呢？

答：（1）自候车 / 候机起，至上车 / 机、下车 / 机，全程戴好

口罩。进出闸机口，配合做好体温检测。

（2）尽量远离人群走动频繁的过道，减少在车厢或机舱内来回走动。

（3）避免接触过多物体，如需要拉扶手，可以佩戴不露手指的手套；或者可以使用酒精喷雾或消毒湿巾，局部消毒擦拭扶手。

（4）尽量与其他乘客保持安全间距，减少交谈，注意咳嗽或打喷嚏礼仪。

（5）密切留意周围乘客的健康状况，尤其是乘坐飞机或高铁等长途交通工具时，如发现异常，条件允许的情况下尽量调换座位。

（6）到达目的地后，及时正确洗手；如果条件不允许，可以使用自带的免洗洗手液或酒精喷雾替代。

（7）留意自己的航班号、高铁车次等信息，注意社会公示的患者同乘交通工具信息，如果是同乘者，及时居家隔离。

3. 问：如何安全乘坐电梯？

答：乘坐电梯时切勿摩肩接踵，互相拥挤，一般来说，电梯里人与人之间至少保持 20 至 30 厘米的空间距离。尽量减少人员的接触。站立时方向要相互错开，不要面面相对，打喷嚏一定要用自己的臂弯遮挡。疫情流行期间，应尽量走楼梯或手扶梯，尽可能避免乘坐电梯。如确需乘坐，需佩戴一次性医用口罩，尽量选择人少的时候乘坐，并与他人保持一定距离，避免用手指直接接触按钮。

4. 问：疫情防控期间，长期居家，家中难免“断粮断草”，建议首选通过线上平台补给。如确实需外出采购，如何减少感染风险？

答：（1）提前罗列购物详单，以便精准采购，缩短在外逗留时间。尽量一次性买齐所需物品，可多备些“存货”，减少外出频次。

（2）避开密集人群，尽量错峰采购，切勿扎堆抢购。

（3）自备购物袋，减少使用公用购物袋。

（4）全程戴好口罩，自觉配合购物场所进行体温检测。

（5）在大型商场或超市里，尽量走楼梯、乘坐电动扶梯，减少厢式电梯的乘坐。

（6）选购时尽量避免直接用手拿，可戴手套，或将购物小袋套在手上抓取。

（7）买菜减少翻捡，避免接触生肉。不要购买来源不明的禽肉类，更不要购买野味。

（8）避免接触市场里的流浪动物、垃圾、废水等。一旦接触，切勿用手碰触口、鼻、眼，并尽快洗手。

（9）速战速决，不逗留不闲逛。

（10）结账时不要拥挤，排队时与他人保持一定距离。建议使用自助平台结算或使用移动支付。若使用现金，找回的零钱放在固定钱包里。

5. 问：与小区居民如何交流？

答：防疫期间，取消不必要的聚集活动。居民之间应减少见面，更不要密切接触。需要交流时，需佩戴口罩，尽量保持一米远的距离。交接物品回家后，物品要根据情况清洁消毒。不要用握手、拥抱等身体接触的礼仪相互问候。咳嗽、打喷嚏时要提醒别人回避，在通风处交流最为安全。

6. 问：与家人朋友聚餐时注意事项？

答：聚餐时，请一定不要忘记为每一道菜加公筷或公勺。无论是在饭店还是和家人用餐，都请使用公筷公勺。用餐人流较大的饭店，更应主动提供公筷公勺，倡导文明健康用餐。

7. 问：外出返家有什么注意事项？

答：（1）入门处建议明确分区，有条件的家庭可以将玄关处改造成“隔离缓冲区”，内外鞋不混踩，外鞋不入户。

（2）脱下外套，悬挂或翻转对折叠放在门口特定地方，不要与干净衣物混放。有条件的话，可以利用挂烫机将外套从前到后依次熨烫，重点熨烫袖口、口袋和领口。处理后的外套可以悬挂在通风处通风。

（3）脱下口罩，不要触碰到口罩的外表面。如需重复使用，可将其悬挂在洁净、干燥的通风处，或者将其放置在清洁、透气的纸袋中。注意：口罩如被飞沫或其他污染物污染，或者口罩变形、损坏、有异味，应丢弃更换。

（4）采用“七步洗手法”正确洗手。

（5）可以用消毒酒精棉球擦拭钥匙、手机等外出的随身物品，待其自然挥发。

七、新型冠状病毒肺炎防护知识——营养健身篇3问答

1. 问：疫情期间，该怎么吃才能提升免疫力？

答：在新冠肺炎疫情期间，除了做好防护措施外，科学合理的营养膳食也能有效地增强抵抗力。中国营养学会膳食指南上给我们提出了几大原则：食物多样，谷类为主；吃动平衡，健康体重；多吃蔬果、奶类、大豆；适量吃鱼、禽、蛋、瘦肉；少盐少油，控糖限酒；杜绝浪费，兴新食尚。膳食建议：

（1）在主食里添加杂粮主食是保证人体能量的主要来源，应占每天总摄入量的55% ～ 65%。特别建议将一部分精白米面换成全谷杂粮，如绿豆粥、赤豆饭等。有研究发现，增加饮食中的可发酵型膳食纤维的摄入量可以来调整肠道菌群，作为优质能源物质可促进有益菌丛生长，压制病菌的增长，减轻有害的炎症反应。

（2）蛋白质摄入一定要保证：在疫情防控期间，蛋白质的摄入量可以比平时多些，以每人每天每公斤体重1.2 ～ 1.3克为适宜。高

蛋白质的食物，一类是奶、畜肉、禽肉、蛋类、鱼、虾等动物蛋白；另一类是黄豆、黑豆等豆类和核桃、杏仁等干果类的植物蛋白。

（3）保证蔬菜的摄入：中国营养学会推荐居民每天吃400～500克蔬菜，其中要有一半绿叶蔬菜。蔬菜不仅热量低，而且可以为人体提供丰富的营养物质。在这里特别强调一点，水果不能代替蔬菜。

（4）水果、饮水不可少：新鲜水果150～250克/日，饮水每天不少于1000毫升。

（5）部分食品需谨慎：注意少吃油炸品、辛辣品、烧烤、甜食等容易损伤咽喉黏膜的食品。

（6）适当增加膳食补充剂：因各种原因无法保障营养摄入，可适量补充维生素C、复合维生素、矿物质及鱼油等膳食补充剂。

2. 问：在疫情防控期间，家庭饮食卫生有什么注意事项？

答：（1）餐前记得洗手，防止病从口入。

（2）就餐时，建议使用公筷公勺，倡导文明健康好风尚。

（3）餐后碗筷清洗和消毒可用开水煮沸。

3. 问：如何安全有效锻炼身体？

答：疫情当下，运动可取，但要适度；做好防护，健康常驻。

（1）尽量选择居家运动，首选全身性中等强度有氧运动，以心跳加快、微微出汗为宜。推荐：①成年人：瑜伽、健身操、跑步机、动感单车锻炼等；②老年人：八段锦、太极拳、五禽戏、气功等；③儿童青少年：广播操、跳绳等，对于小年龄段的儿童，家长们可以利用家中生活用具设计一些亲子运动。同时，可以有针对性地进行呼吸训练，如胸式呼吸练习、腹式呼吸练习等，提高呼吸系统功能，增强机体抵抗病毒的能力。

（2）居家运动前，排除室内环境危险因素。运动时注意不要影响周围邻居休息。

（3）利用一些家务劳动或起居活动代替健身运动。

（4）如需外出运动，做好个人防护，戴好口罩。选择空气流通、温度适宜的空间，与他人保持安全距离，切勿扎堆。注意：如果戴着口罩健身，建议选择健步走等强度较低的运动。患有心肺功能疾病的患者不建议戴口罩进行健身。

（5）如需使用公用健身器材、用品，可用 75% 的酒精棉球或消毒湿巾进行擦拭消毒，或者戴好手套。运动过程中避免双手触摸眼、口、鼻。运动后及时洗手。

（6）运动小贴士：建议每周至少运动 3 次，累计时间在 150 分钟以上。结合自身状况，循序渐进、量力而行。运动前后做好热身和拉伸；运动中及时补充水分，但不要一次大量饮水，注意保暖，及时擦汗或更换内衣；运动结束后穿上外套。患有心血管疾病、呼吸系统疾病等慢性疾病的人群要在医生或专业人士的指导下进行恰当的运动安排。

八、新型冠状病毒肺炎基础知识——疫苗篇 6 问答

1. 问：什么是疫苗？

答：疫苗可以解释为预防某种疾病的菌苗。疫苗是将病原微生物（如细菌、病毒等）及其代谢产物，通过人工减毒、灭活或利用基因工程等方法制成。简单来说疫苗分为活疫苗和死疫苗两种。疫苗没有致病菌的强毒性，但保留了病原菌刺激人们免疫系统的特性。人们在接种疫苗之后身体会产生对某种疾病特异性免疫力从而预防我们患上这种疾病。在传染病预防中对于保护易感人群最好的方法就是接种疫苗。在我国疫苗分为免疫规划疫苗和非免疫规划疫苗。免疫规划疫苗是政府免费向公民提供，公民应当依照政府的规

定接种的疫苗，如孩子一出生就接种的卡介苗、乙肝疫苗，之后要接种的脊髓灰质炎疫苗、百白破疫苗、流脑疫苗、麻风疫苗、乙脑疫苗等，这些都属于免疫规划疫苗。非免疫规划疫苗是指公民自费并且自愿接种的其他疫苗，如水痘疫苗、HPV 疫苗、流感疫苗、狂犬疫苗等，这些都属于非免疫规划疫苗。目前，我国已启动重点人群接种免疫策略，所有本国公民免费接种新冠病毒疫苗。

2. 问：为什么要接种疫苗？

答：疫苗是为了预防、控制传染病的发生流行而研发的。那么在传染病暴发时就应该接种疫苗防止疾病流行。我国几乎所有人对新冠病毒都没有免疫力，在新冠病毒面前都是易感人群，感染发病后，有的人还会发展为危重症，甚至死亡。接种疫苗后，一方面绝大部分人可以获得免疫力；另一方面，通过有序接种新冠病毒疫苗，可在人群中逐步建立起免疫屏障，阻断新冠肺炎的流行。尤其是对于从事进口冷链、口岸检疫、船舶引航、航空空勤、生鲜市场、公共交通、医疗疾控等感染风险比较高的行业人员以及对需前往中高风险国家或者地区工作、学习等人员建议接种疫苗。

3. 问：新冠病毒疫苗安全有效吗？

答：新冠病毒疫情出现后，国内和国际上多家研发机构启动新冠病毒疫苗的研发。目前全世界范围内有 10 种不同技术种类的新冠病毒疫苗在研发。随着新冠病毒疫苗研发进展，世界各国对疫苗的使用也有不同的部署。我国于 2020 年 7 月 22 日正式启动了新冠病毒疫苗的紧急使用。

4. 问：在哪里可以接种新冠疫苗？

答：新冠疫苗的接种都是在当地卫生健康行政部门批准的接种单位进行。通常接种单位设在辖区的卫生服务中心、乡镇卫生院或者综合医院。如果接种涉及一些重点对象比较集中的部门或企业，当地也会根据情况设立一些临时接种单位。

5. 问：接种新冠疫苗有哪些注意事项?

答：疫苗接种前，应提前了解疫苗相关的知识及接种流程。接种时，需携带相关证件，并根据当地防控要求，做好个人防护，配合现场预防接种工作人员询问，如实提供本人健康状况和接种紧急等信息。接种后，需留观 30 分钟；保持接种部位皮肤的清洁（建议接种 6 小时后再洗澡），避免用手搔抓接种部位；如发生疑似不良反应，报告接种单位，需要时及时就医。

任何一种疫苗接种后都不能保证 100% 的保护效果。在接种疫苗后个人防护仍不能放松，戴口罩、勤洗手、多通风、保持社交距离、尽量避免去人群密集场所、出现发热及时去发热门诊就医，同时还要积极配合相关管理和技术部门对新冠疫情防控的要求。

6. 问：哪些人不能接种疫苗?

答：通常接种疫苗的禁忌证包括：①对疫苗或疫苗成分过敏者；②患急性疾病者；③处于慢性疾病的急性发作期者；④正在发热者；⑤妊娠期女性。现阶段新冠疫苗的接种禁忌证以说明书为准。

（周　璐、李　俊）

第二章　心理健康

第一节　焦虑症

一、什么是焦虑症?

焦虑症，又称为焦虑性神经症，是神经症这一大类疾病中最常见的一种，以焦虑情绪体验为主要特征。

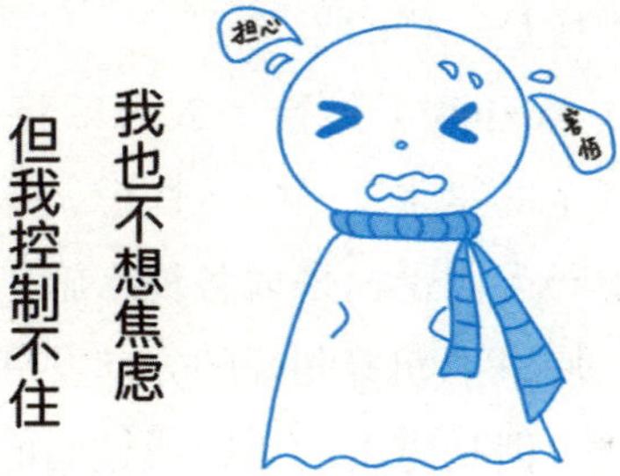

图 2.2.1.1　焦虑症

二、焦虑症有哪些类型？常见的类型有什么特点?

焦虑可分为慢性焦虑和急性焦虑两种类型。慢性焦虑，较为常见，具有以下特点：①在没有明显诱因的情况下，经常出现与现实情境不符的过分担心、紧张、害怕，且这种紧张害怕常常没有明确的对象和内容。当事人感觉自己始终处于一种紧张不安、提心吊胆、恐惧、害怕、忧虑的状态中。②可能出现头晕、胸闷、心慌、呼吸急促、口干、尿频、尿急、出汗、震颤等身体方面的不适。③常有坐立不安，坐卧不宁，烦躁，很难静下来的感觉。

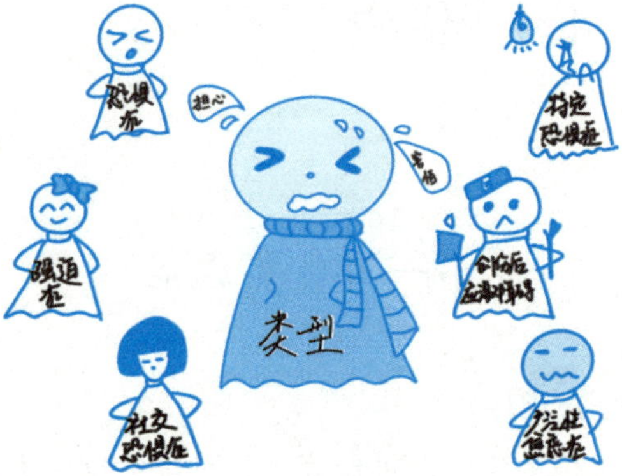

图 2.2.1.2　焦虑症的类型

三、焦虑和焦虑症是一样的吗？

不一样，焦虑（Anxiety）是指个人对即将来临的、可能会造成的危险或威胁所产生的紧张、不安、忧虑、烦恼等不愉快的复杂情绪状态。它能够引导人们迅速采取各种措施，紧急调动各种资源来化解危险或威胁，使事情朝着利好的方向发展。焦虑本身是人类一种正常的情感反映，但是过度的焦虑或过弱的焦虑就会形成情感性或生理性疾病，也就是我们说的焦虑症。

四、得了焦虑症，怎么办？

关键不要讳疾忌医，如果发现自己有焦虑症倾向，应及时去正规医疗机构就诊。焦虑症并不可怕，它是神经症中相对治疗效果较好，预后较好的疾病。通常有以下治疗方法：

1. 药物治疗：医生会综合考虑患者病情、身体情况、经济情况等因素，一般建议服药 1—2 年左右。患者应注意，停药及加量需咨询医生，切不可自行调整药物治疗方案。在服药期间，注意和医生保持联系，以便出现不良反应或其他问题时，能及时解决。

2. 心理治疗：是医生通过言语或非言语沟通，与患者建立起良好的医患关系，应用心理学和医学的专业知识，来引导和帮助患者改变行为习惯、认知应对方式等。

药物治疗是治标，心理治疗是治本，两者缺一不可，另外，还有其他的治疗方法，如生物反馈治疗、放松治疗等等。

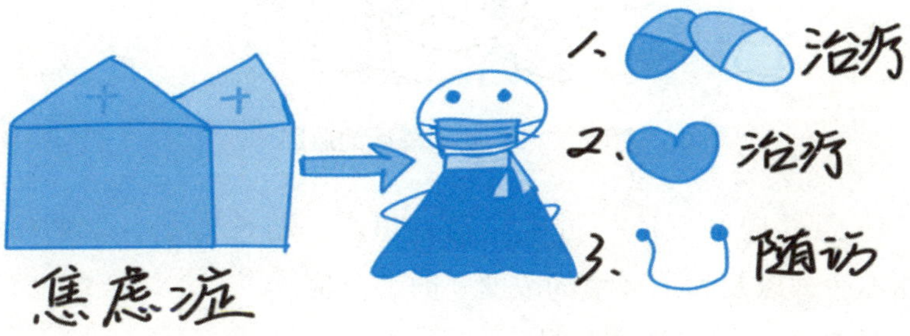

图 2.2.1.3　焦虑症的治疗

（马丽莉）

第二节　睡眠障碍

一、什么是睡眠障碍？

提到睡眠障碍，大家可能就会想到失眠，但睡眠障碍不仅有失眠症，还有嗜睡症、发作性睡病、梦魇症、夜惊症、睡行症等。睡眠障碍是由于各种原因导致的睡眠异常情况的总称。

二、睡眠障碍的原因有哪些？

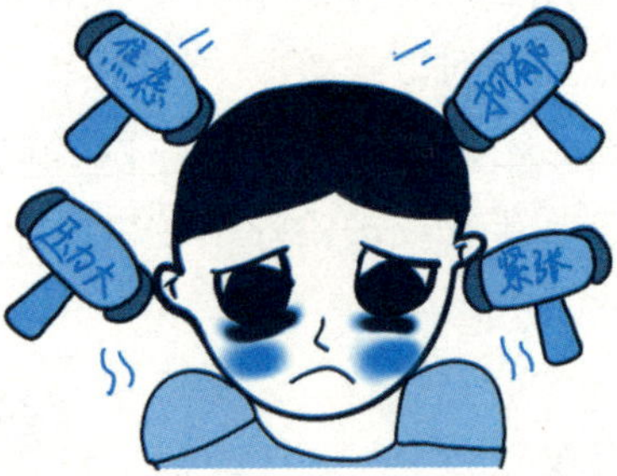

图 2.2.2.1　睡眠障碍的原因

1. 急性应激反应：过度兴奋、焦虑、精神紧张、近期居丧、躯体不适，以及睡眠环境的改变、时差反应。

2. 疾病：如抑郁症和躁狂症。

3. 药物：如咖啡因等，或撤药后的反跳性失眠。

4. 心理因素：过分关注自己的入睡困难，占睡眠障碍的 1/3。

三、睡眠障碍有哪些表现？

1. 难以入睡、睡眠不深、多梦、早醒，或醒后不易再睡、醒后不适感、疲乏。

2. 白天躯体困乏，精神萎靡，注意力减退，思考困难，反应迟钝。

3. 情绪沮丧，焦虑不安。

4. 恶性循环：越想睡越睡不着，越睡不着越焦虑，越焦虑越失眠，形成恶性循环。

四、怎样缓解睡眠障碍？

1. 养成良好的生活习惯，按时休息，无论夜间睡眠如何，早晨尽可能按时起床，不要睡懒觉，减少卧床时间，提高睡眠质量和效率。白天不睡或少睡，午睡时间要控制，不要过长，不要扰乱人体的生物钟。

2. 加强体育锻炼，减少精神刺激，保持身心健康。睡眠前尽量不要想问题，并做好个人卫生工作。

3. 如需使用药物治疗，治疗前，要查明原因。因为有的失眠与躯体疾病有关；而有的则是由精神疾病引起的，所以用药应有针对性，且要在医生指导下进行。

4. 要正确使用镇静催眠药物，如阿普唑仑等。因为镇静催眠药物是一类对中枢神经系统起抑制作用而致镇静和催眠的药物，由于失眠的原因很复杂，不能擅自随意使用，而应在专业医生指导下服用。另外，需要服药的患者不要因怕成瘾而拒绝，但也不能因习以为常而完全依赖它。

失眠是一种“病”，给患者带来许多痛苦，但是只要调整好生活习惯，积极、正确、及时进行治疗，大部分患者是可以治好的。

（马丽莉）

第三节　抑郁症

一、什么是抑郁症？

许多抑郁症患者都在“是不是抑郁症”的问题上徘徊煎熬着，那么到底什么是抑郁症呢？

抑郁症的三个核心症状：①情绪低落，完全处于悲伤中，任何事情都带不来快乐。②兴趣减退，尤其是过去很感兴趣的事情现在一点兴趣都没有。③身体疲乏，哪怕一天无所事事，依然感到四肢疲软无力。

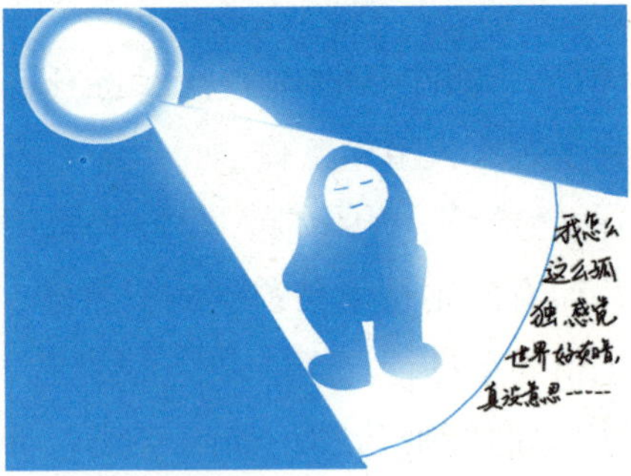

图 2.2.3.1　抑郁症

二、如何识别身边的抑郁症患者?

抑郁症患者主要表现为精神心理方面的异常，部分人也有躯体的症状，一般因人而异。除了有以上三项核心症状外，患者还会有心境低落、兴趣丧失、沉默少言、记忆力减退、注意力不集中、悲观消极、睡眠困难、幻觉、妄想、焦虑等表现。部分抑郁症患者可伴有强迫症状、恐惧、人格解体等，另外，还可能出现食欲下降、体重减轻、性欲减退以及口干、出汗、心慌、胸闷等非特异性躯体症状。

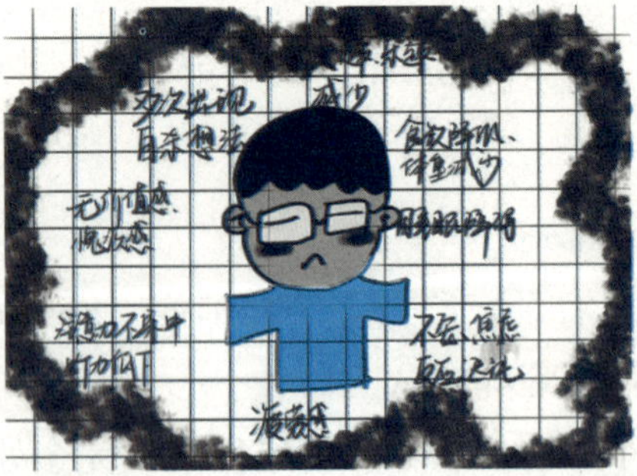

图 2.2.3.2　抑郁症的表现

三、如果不幸得了抑郁症，该如何应对？

不同程度的抑郁症患者，表现迥异。一般根据症状严重程度、痛苦程度、社会功能影响程度及有无精神病性症状分为轻、中、重三种程度。针对不同程度的抑郁症患者，可以采取不同的应对策略。

轻度的抑郁症患者只是心境低落，兴趣降低，动力不足，一般没有明显的社会功能受损，主要采用心理治疗。轻度到中度的抑郁症患者一般主要表现为情绪持续低落，兴趣缺乏，但没有幻觉妄想等精神病性症状，也没有严重的自杀想法或者行为，对工作和生活影响不是很大，可以寻求心理治疗加药物治疗帮助自己走出抑郁的阴影。

如果抑郁症状比较严重，患者十分痛苦或严重影响了社会功能，甚至有的出现被害妄想或幻觉，出现严重的自杀想法或自残、自杀行为，这就需要及时药物治疗。抑郁症应做到早发现、早诊断、早治疗。

四、抑郁症有哪些治疗方法？

1. 药物治疗：多使用以下抗抑郁症药物治疗，如氟西汀、帕罗西汀、舍曲林等。

2. 物理疗法：改良电休克治疗（MECT）和经颅磁刺激治疗（TMS）。其中 MECT 的治疗有效率达到 70%—90%，高于抗抑郁药物的有效率，可明显降低患者的自杀死亡率。

3. 心理治疗：适用于轻度抑郁发作，或严重抑郁发作的恢复期、巩固期和维持期。

（马丽莉）

第三篇

生 殖 健 康 篇

第一章　性行为和性安全

第一节　不安全性行为及其后果

一、什么是安全性行为?

所谓性行为是指通过个人自身或两人之间的互动来满足性需求，获得性愉悦的各种行为。其中有些是安全的，也就是说通过这些行为，当事人不容易发生身体伤害，更不容易导致怀孕和感染疾病；而另一些性行为就可能是不安全的，可能带来不良的后果。两人之间的安全性行为应该是性行为的双方你情我愿，互相尊重，并充分认识到性行为可能带来的结果，为可能带来的不良后果采取必要的预防保护措施，包括采取避免怀孕的各类避孕措施，及预防性伴间感染传播的措施，并主动且有能力承担这些行为的结果，为行为的后果负责。

二、不安全的性行为会带来怎样的后果?

不安全的性行为泛指性行为过程中性伴双方未采取适宜的保护措施，彼此之间有体液（如精液、血液）的接触，使其中女方性伴意外怀孕，或性伴间通过性行为互相传播一些感染性的疾病（简称性病）。在两性阴道性交时，未采取任何有效的避孕措施或未正确规范地使用避孕措施，都可能使女方怀孕。而能够导致性病传播的不安全性行为包括不戴安全套的肛交、不戴安全套的阴道性交、任何使一方出血的性交、在口交时精液或血液进入口腔。无论意外怀孕还是感染性病，都会对性伴双方的身心带来不利的影响，也会在经济上、人际关系等方面带来负面的影响。如果这种不安全的性行为是在暴力胁迫下发生的，也就是其中一方非意愿地发生性行为，那么带来的身心伤害就更大，影响也更深远。

三、如何拒绝不安全的性行为?

为了自己的健康，应该对不安全的性行为勇敢地说“不”。首先从自身做起：如果想与自己的恋人、配偶发生性行为，应该尊重对方的意愿和情感，爱对方就要多为对方考虑，坦率交流对可能发生的不良后果的担心，共同学习和协商如何减少和避免不良后果的发生，主动勇敢承担自己的责任，采取适宜的保护措施。在身心没有做好充分准备时，推迟或暂缓发生两性性行为。其次，如果在有可能发生两性性行为时，对方拒绝使用任何的保护措施，或本身就是在暴力胁迫下发生的性行为，此时你自己拒绝的态度应该坚决而不迟疑，半推半就的暧昧态度只可能使自己遭受更多的伤害。如果已经在无法拒绝的情况下发生了不安全的性行为，应高度警惕可能的不良后果，事后尽早采取补救措施，比如服用紧急避孕药避免怀孕，及时到医院筛查排除可能的性传播性感染等，如涉及违法的性暴力、性侵害，还应及时报警，并寻求专业人员的心理援助。

（施佳华）

第二节　性传播性感染

一、什么是性传播性感染?

顾名思义，性传播性感染是一系列的感染性疾病，又称为性传播性疾病，简称“性病”。主要的感染途径是性行为，并以插入性的性行为为主，无论是口—生殖器（口交）、肛门—生殖器（肛交），还是生殖器—生殖器（异性间的阴道性交），只要有一方的生殖器官已经感染了某种（些）性病，都有可能在没有防护的情况下，通过性行为传染给另一方。在我国，有6种性病需要像其他传染病一样逐级上报疫情，包括艾滋病、淋病、梅毒、生殖道衣原体感染、生殖器疱疹、尖锐湿疣。

二、性传播性感染就是生殖道感染吗？

性传播性感染与生殖道感染名称相近，但不完全等同。生殖道感染指发生在男女生殖器官上的一系列感染性疾病，但其传播途径不仅仅有性传播，也可能是自身免疫力低下或滥用抗生素带来的内源性感染，比如发生在女性阴道内某些微生物，如真菌、支原体过度增生造成的感染（女性常见的霉菌性阴道炎就是一种非常典型的内源性生殖道感染），也可能是医源性感染，也就是在接受医疗实践过程中由于医务人员无菌操作不当，通过手或医疗器械将病原体传播给另一个人，或由于进入女性宫腔操作（如做人工流产）将下生殖道的感染带到子宫腔内。当然，生殖道感染中最常见、最主要的传播途径还是插入性的性行为，此时的生殖道感染就是性传播性感染。另外还要强调的是性传播性感染的感染部位除了生殖道，还可能发生在性行为相关的其他身体部位，而且类似艾滋病、梅毒，在感染久治未愈的情况下，还会出现全身症状，即使最初表现为生殖道感染，到疾病后期已经发展为全身性甚至致死性疾病了。

三、性传播性感染有哪些表现？

若自身近期曾经有过无保护性交，且出现下列症状：（1）排尿时疼痛或烧灼感；（2）阴道或尿道有非同一般的分泌物；（3）任何与性活动有关的部位（性器官、嘴、肛门）出现疼痛、溃疡、丘疹；（4）性器官周围出现瘙痒或不适；（5）大腿根部或性器官附近肿胀；（6）腹部或腹股沟部位疼痛伴发热；（7）无明显症状。应高度怀疑有感染，及早到医院筛查和确诊，并遵循医嘱规范治疗。

这里比较麻烦的就是“无症状”。如果感染了，但没有出现症状可能有两种原因，一个是处于“潜伏期”，由于机体免疫力的作用，使之未出现明显的性病症状，但是实验室检查（血清抗体、细菌培养等）出现该病的特异性反应。有时需等待数月或数年才出现典型的症状；另一个在有可能感染性病后，既无症状体征，实验室检查也为阴性，应提醒自己也许是处于“窗口期”，需过一段时间重复检查。无论处在潜伏期还是窗口期，都有传染性，性行为时都应做好防护，避免传给性伴，同时还要随访复查。

四、怀疑自己可能感染，怎么办？

如果自己在没有任何防护下发生了性行为，且出现前面所列的一种或多种临床症状，应尽早到正规医院检查、诊断和治疗，千万不要因为害羞或内疚感，到那些地下黑诊所或没有性病诊治资质的医院就诊，更不要随便到社会药房购药自我治疗，因为不同病原体导致的感染，治疗方法也不相同，自我治疗有时反而是延误治疗、错误治疗，导致感染迁延不愈，轻症逐渐发展为重症，此时需要花费更多的钱。另外，一旦确诊有某种感染或性病，一定要遵循医嘱，全程足量治疗。如果治疗几天症状有所改善就自行停药的话，此时感染并未完全治愈，而只是在短时大量的抗生素的作用下“潜伏”，待时机成熟（机体抵抗力下降时，如因为疲劳、压力或身患其他疾病等）再次发作，且可能表现得更加严重。第三是要记住，既然性传播性感染或疾病是在性伴之间传播，那么一方确诊感染后，另一方应该也要尽早到医院检查，如同样确诊感染，也需接受全程规范的治疗。

（施佳华）

第三节　意外怀孕的人工终止

一、什么是意外怀孕?

意外怀孕就是计划外怀孕、非意愿妊娠，在性伴（或夫妻）双方没有打算受孕时，因为性交时未采取避孕措施，或即使采取避孕措施但发生了避孕使用失误或失败，导致怀孕。怀孕本身是一件非常美好的事件，夫妻结婚后怀孕生育的宝宝是爱情的结晶，夫妻和家庭都会对怀孕及其孕育的宝宝充满了期待。但是如果怀孕来得不是时候，性伴双方因为个人原因（如没有结婚，或身体健康原因、经济原因、学习工作等原因）不宜受孕，就可能不得不提前到医院寻求人工终止，也就是我们常说的人工流产。如果怀孕前女方或男方因为某种疾病尚不稳定，都可能影响卵子或精子的质量，女方的疾病还可能影响整体孕育过程，导致孕期一些并发症，影响母婴的健康，甚至发生自然流产、早产或死产，或先天缺陷、出生缺陷。所以，在不打算怀孕时，无论这个“不打算”维持的时间长短，都应该采取措施避免怀孕。

二、如果在不打算怀孕时怀孕了，我能“打胎”吗?

当然可以，但是要考虑一下你怀孕多久了。“打胎”或“堕胎”

就是我们医学上的人工流产，人工、非自然地终止妊娠，大多是通过手术方法，也可以使用药物诱发流产。人工流产在我国属于合法手术，但是开展人工流产服务的医疗机构和从事人工流产手术服务的医生都是必须要经过卫生行政部门的许可。换句话说，要人工流产的话，一定要到正规有资质的医院，由有资质的医生进行手术。在我国，人工终止妊娠只能在妊娠早期（从末次月经来潮时算起，停经 13 周内）和妊娠中期（停经 13—27 周内）。超过妊娠 28 周（差不多怀孕 7 个月），如果没有涉及母婴健康的医学原因，是不能随意人工终止的。

孕早期人工流产术一般是指在怀孕 10 周内的负压吸宫术、孕 10—14 周的钳刮术和孕 13 周内的药物流产。负压吸宫术顾名思义是通过一系列医疗器械产生的负压，通过吸管进入怀孕的子宫腔，将怀孕的组织物吸出来，必要时可能还会再用小刮匙在宫腔内刮一遍，确保没有残留。钳刮术需要通过医用的钳子进入宫腔，将胚胎组织逐步钳夹出来，最后也是要再刮一遍。早孕期药物流产一般通过米非司酮和前列腺素两种药物序贯用药，前者促进妊娠组织坏死（停止发育），后者促进子宫收缩，将坏死的妊娠组织排出宫腔。前面说到的钳刮术和停经超过 7 周的药物流产需要住院进行，确保手术安全。另外，还要提醒一句，药物流产使用前列腺素时必须在医院进行，不能自行在家服药。

三、人工流产有哪些危害?

人工流产是非自然的、人工终止妊娠。足月分娩时胎儿发育成熟，母体随着孕期的进展逐步为分娩做好准备，包括产道的扩张、子宫的收缩等，而人工提前终止早期和中期妊娠与足月分娩最大的不同，就是必须通过医学手段使胚胎或胎儿发育停止（如药物流产、引产），通过医疗器械（吸管、钳子、刮匙等）将妊娠的组织或胎体逐步吸出、刮出或取出，或通过药物作用刺激子宫收缩、促进宫口开放，促使其排出妊娠物。在这个过程中，对接受流产的妇女的身体或多或少会产生负面的影响，比如刮宫，就可能对子宫内膜的搔刮过度（过深），而损伤子宫内膜，内膜受损严重时就可能影响以后的生育功能，因为用于受精卵着床的“土壤”——子宫内膜太薄，如同土壤过于贫瘠，不利庄稼的生根发芽和生长。扩宫和搔刮宫颈也会造成宫颈损伤，术后可能发生宫颈粘连。另外，早孕时负压吸宫术和钳刮术，医生都是在非直视下操作，难免可能会发生意外，如子宫穿孔，或术中出血过多等；如果是“无痛人工流产”，那么除了上述的风险，还有麻醉意外等额外风险。所以人工流产应该尽量不做、少做、早做。人工流产“早做”就是说一旦确诊怀孕，且不想保留到足月分娩，应尽早人工终止，最好在孕1—2个月内终止，因为此时胚胎很小，与子宫的结合面相对小，无论通过负压吸引还是药物流产，对子宫的损伤创面相对小一些，对手术对象身体影响也会小一些。

四、如果选择人工流产，我应该注意哪些方面?

如果不得不选择人工流产，那么以下小贴士请你收下：（1）医院选择：你应该慎重选择医院就诊和手术，一定要到正规的、有计划生育手术（包括人工流产手术）资质的医院进行终止。（2）如实陈述你的病史：就诊时，医生会详细询问你月经情况和怀孕情况，包括最后一次月经来潮的时间、出血天数（也就是月经期长短）、出血量，以及从末次月经来潮至今性经历和避孕经历，停经以来自己有哪些不适和变化。（3）配合医生完善各类术前检查：各种术前检查的目的是确诊怀孕的大小孕周及是否为宫内怀孕，排除手术的各种禁忌证。（4）签署人工流产知情同意书：医生会与你一起讨论不同的流产方式及其利弊，让你做知情选择和知情同意，并签署手术知情同意书。（5）术后避孕：建议在手术前，就跟医生讨论术后避孕的问题，无论你是否已经结婚、已经生育、是否还考虑生育，人工流产后，至少术后半年内，都不宜立即再次受孕，而是要采取有效的避孕措施。有些避孕措施，如放置宫内节育器（“环”）可以在人工流产手术同时进行，所以在术前可以先讨论、选择决定。（6）术后保健：人工流产后要注意休息，不一定卧床，但至少避免激烈运动和重体力劳动，术后会有阴道出血和子宫收缩痛，如果出血多于平时月经量，或伴有剧烈腹痛，甚至发热，都应该及时到医院复诊。术后注意营养，多食含有优质蛋白、富含铁、维生素的食物，帮助身体尽快恢复。

五、人工流产后多久可以恢复月经？多久可以恢复性交？

人工流产后一般一个月左右会恢复月经来潮，但在月经恢复之前半个月左右，卵巢就会恢复排卵，意味着在月经还没恢复前如果发生无保护性交的话，这个刚接受过流产的女性有可能会再次意外怀孕，所以流产医生常会给出术后一个月或术后月经恢复之前不要同房（性交）、并强调避孕措施的使用的医嘱。人工流产后如果隔了一个多月了，月经还没有恢复，建议到医院复诊。另外要注意这几天自己是否有过下腹胀痛，如同月经来潮的最初一两天的感觉，如果腹痛加重，经血并没有流出，此时需要到医院复诊，排除宫颈宫腔粘连导致经血不能排出的可能。

（施佳华）

第四节　意外怀孕的预防

一、不同的避孕方法为什么能够避免受孕?

要说避孕，也许我们得先从女性自然受孕的条件说起。女性自然受孕需要满足 4 个条件：①男方的睾丸能够产生足够数量的健康精子，且输精管通畅，精子能够顺利进入女方生殖道。②女方的卵巢能产生成熟健康的卵子，并在青春发育成熟后每月正常排卵。③女方输卵管通畅，精子和卵子可以在输卵管正常相遇并结合成受精卵。④女方月经周期正常，子宫内膜厚度适宜受精卵着床。

可见，如果不想怀孕，我们可以通过人工的手段（各种避孕措施）阻断受孕的不同环节。首先就是抑制“种子”的产生，也就是抑制精子（男性种子）和卵子（女性种子）的发生和成熟，一般通过外源性性激素（比如我们口服或注射的激素类避孕药）的负反馈作用。其次是阻碍精卵结合，包括在性交部位（阴道内）构成物理屏障（如避孕套）或化学屏障（如外用避孕药，也就是杀精剂）阻止精子进入女性生殖道，或将精卵相遇和结合的输卵管及输送精子的输精管进行切断或结扎，或通过判断女性月经周期中的不同日子的受孕概率，有意避开容易受孕的日子性交。第三是干扰受精卵着床植入的“土壤”——子宫内膜及子宫内环境，如通过外源性女性激素的负反馈作用，使得子宫内膜的生长滞后，“土壤”贫瘠不利于种子的生根发芽生长；或通过宫内节育器置入宫腔改变子宫内环境，不利于受精卵着床。

二、现在有哪些避孕方法可以选择使用?

避孕节育的方法有很多，分类方法也有很多种。

按照其避孕效果维持的时间长短分类，大致分为长效（一次使用避孕效果可长达 1 个月以上）避孕方法和短效（一次使用避孕效果维持时间短于或相当于一个月经周期）避孕方法；也可按照避孕效果（在通常情况下，100 名妇女使用一年内发生非意愿妊娠的概率的高低）分为高效避孕方法（使用第一年非意愿妊娠率≤ 1%）和非高效避孕方法，其中若使用第一年内发生非意愿妊娠的概率为 2% ～ 9%，称为有效避孕方法，若发生非意愿妊娠的概率＞9%，称为效果较差的避孕方法。

表 3.1.4.1　常见避孕方法（100 名妇女使用第一年非意愿妊娠率）

避孕方法			使用第一年非意愿妊娠率（%）	
	长效避孕方法	短效避孕方法	完美使用	一般使用
高效避孕方法	含铜宫内节育器		0.6	0.8
	皮下埋植剂		0.05	0.05
	女性绝育术		0.5	0.5
	男性绝育术		0.1	0.15
	单纯孕激素避孕针		0.3	3
	复方雌—孕激素避孕针		0.05	3
	复方阴道环		0.3	8
		复方口服避孕药	0.3	8
		复方透皮贴剂	0.3	8
非高效避孕方法		男用避孕套	2	15
		女用避孕套	5	21
		外用避孕药（膜剂、栓剂、凝胶）	18	29
		安全期法*	5	25
		体外排精法	4	27

数据来源：世界卫生组织《避孕方法选用的医学标准（第四版）》

* 安全期法指月经周期波动在 26—32 天的女性在月经第 8—19 天避免性交实现避孕的方法。

每个人在考虑选择避孕方法时，首先考虑自己的避孕需求，准备避孕多长时间，喜欢和希望采取怎样的避孕方法，对避孕效果的期待值，然后还有考虑自己和性伴的健康情况，是否希望所使用的避孕方法还能有避孕以外的其他健康益处，然后在医生或避孕咨询专业人员的指导下，了解各种避孕方法的优缺点，并与自己的需求和喜好进行匹配，选择适合自己和性伴的避孕方法，并学会和掌握具体的使用方法，确保有效持续地使用。

三、放环是怎么回事？适合哪些人？

放环，规范的说法，就是放置宫内节育器具（IUC）。这些宫内节育器具是一系列放置在子宫腔内的避孕装置，包括宫内节育器（IUD）和宫内避孕系统（IUS）。由于我国初期使用的装置形状多是环形，通常也称为节育环，现在的外形更多是模仿宫腔上宽下窄的形态，如T型、γ型、宫型等。宫内节育器主要包括：一类是目前使用最广泛的含铜IUD；二是含药含铜IUD，是在含铜IUD的基础上加载了前列腺素合成酶抑制剂吲哚美辛（商品名：消炎痛），临床研究证实含药含铜IUD可有效控制IUD放置后月经血量的增加；三是宫内避孕系统（IUS），由于其使宫腔内形成高浓度孕激素环境，对子宫内膜产生较强的抑制作用，提高了避孕效果，也带来了诸多非避孕获益。总体上宫内节育器具避孕效果很好，可以达到98%以上，一次放入，可以避孕5年以上，育龄期女性取出停用后可以很快恢复生育能力，具有安全、高效、长效、可逆、简便、经济和不影响性生活等优点，是我国育龄妇女使用最多的避孕方法。

因为需要经过简单的妇科门诊小手术，将宫内节育器具放入女性的子宫内，到期取出也需要通过手术取出，所以采用和停用这种避孕措施，都必须到医院进行。绝大多数育龄女性都是可以放置的，包括未婚未育的年轻女性。当然到医院放置前，医生会进行术前检查，排除禁忌人群。

四、口服避孕药有哪些种类？怎么吃？是不是就是在同房后吃？

口服避孕药包括常规使用的，也就是每天需要服用的口服短效避孕药，也包括在无保护性交后作为补救使用的紧急避孕药。当然，这里我们着重讲的是前者，即口服短效避孕药。这类口服避孕药每片药中含有低剂量的人工合成的雌激素和孕激素，两种激素协同作用。一般一个月经周期要连续服用 21—22 天。以现在药房里能够自费买到的避孕药为例，如果是第一次服用，一般从月经来潮的第一天开始口服第一片，以后每晚服用 1 片，连续服用 21 天。然后停药 7 天（有些制剂配有 7 片提醒片，提醒片中没有活性的激素成分，其作用只是让服用者形成每天服药的习惯，如服用的是这类有提醒片的制剂，则连续 7 天继续按照其说明书，每天服用 1 片提醒片）。待第 8 天（或服完 7 片提醒片后的次日）开始服用新一板药物。前面说过，这种药是短效口服避孕药，不管服用期间有没有同房，都得按时服用，且尽量每天差不多的时间服药。如果平时忘性大，可以通过手机或其他方式设提醒闹钟，一个周期中尽量不要漏服。如果实在忙了忘记了，那么在次日什么时候想起，什么时候补服，也可以次日一起口服 2 片药。无论服用哪种品牌的口服避孕药，都请在服用前仔细阅读说明书，严格按照说明书上的使用方法规范服用。短效避孕药每片药维持药效的时间短，而其避孕作用有赖于一个周期的所有药物完成，所以一定要坚持正确、按时、规范用药。

五、口服避孕药除了能够避孕还有什么好处吗?

口服避孕药除了避孕功效外，还能预防或辅助治疗一些妇科疾病。口服短效避孕药在一个月经周期中连续服用，可以使月经周期变得规则、经期变短、经量减少，从而可以很好地起到调整月经、治疗月经失调的作用。另外，还能预防痛经（特别是因为子宫内膜异位症导致的痛经）、经前紧张综合征、盆腔炎。对于妇科常见肿瘤，如子宫内膜癌、卵巢癌都有较好的预防作用，并且这种预防保护作用可以持续到停止服用口服避孕药后多年。有研究数据提示，如果女性连续或断续服用口服避孕药 5 年及以上，其罹患子宫内膜癌的风险下降 60%、罹患卵巢癌的风险下降 50%。当然，因为口服避孕药有着极高的避孕效果，规范使用不仅极大地降低宫内怀孕的概率，同样也能降低宫外怀孕（异位妊娠）的风险。另外，口服复方短效避孕药还能改善皮肤光洁度等，但需强调口服避孕药没有预防性传播性感染 / 疾病的作用。

顺便要说的是，其他的甾体激素类避孕方法（如皮下埋植、长效避孕针等）也或多或少地有这些避孕以外的健康益处，这些都为使用者选用激素避孕方法额外加分。

六、避孕套怎样使用?

避孕套有男用的避孕套（也称阴茎套），也有女用的避孕套（阴道套）。但临床上选择使用男用避孕套的人远远多于选用女用避孕套的人。这里重点讲男用避孕套（安全套）如何使用:（1）每次性行为前仔细打开包装，取出一个新的避孕套，不要展开;（2）在阴茎首次接触女性身体（阴道或其他性接触部位）前，将避孕套套在勃起了的阴茎的头部（龟头），戴套时捏瘪避孕套前端用于储存精液的小囊，注意将避孕套翻卷的边朝外;（3）将避孕套顺势逐渐展开直到阴茎根部；（4）在射精后阴茎没有完全软缩前，及时捏紧避孕套套口，随同阴茎退出阴道；（5）在远离性伴阴道口的地方从阴茎上撤下避孕套，套口打结，用卫生纸包裹丢弃在垃圾桶中。

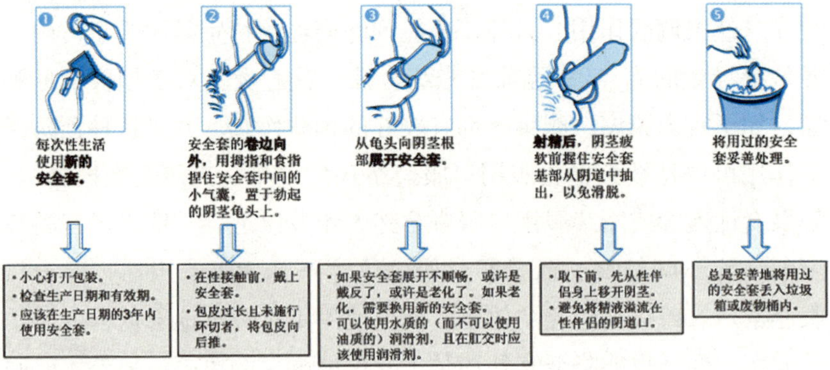

图 3.1.4.1　避孕套的使用

为确保避孕套的避孕效果，使用者不要持有任何的侥幸心理，无论在女方月经刚刚结束还是在下次月经即将来潮的日子，有一次性交就要正确使用一个避孕套。强调全程正确使用避孕套（如上步骤）。一旦在使用避孕套过程中发生破裂、滑脱或临时未来得及戴套，可以自行到药房购买紧急避孕药，在此次性交后 72 小时内服用，并确保后续不再发生无保护性交。

七、避孕套的避孕效果好吗？避孕以外还有其他好处吗？

避孕套属于有效的避孕方法，但还不属于高效避孕方法，这里的差距就在于使用者的使用方法。避孕套在正确持续使用的前提下，其避孕效果可以达到 90% 以上。但是，有很多使用者不能做到每次性交时正确且全程用套，以致其避孕效果不理想。所以，要确保避孕效果，使用是否规范非常重要。避孕套（包括男用、女用套）还具有双重保护作用，也就是在避孕的同时，因为其物理屏障作用，可以在很大程度上预防性伴之间传播性病。为此，男女避孕套都是安全套，都能起到双重保护的作用。

八、外用避孕药与口服避孕药、避孕套的区别？有哪些特点？

外用避孕药实际上就是杀精剂，顾名思义，就是能够杀灭精子活性的外用药物。一般置放在阴道深部，其溶解后的药液与性交射入的精液互相作用，使精子失去了向子宫腔游动的能力，这样精子和卵子就不能相遇结合。杀精剂的作用仅仅在阴道局部，不像激素类的口服避孕药通过体内多个环节起到避孕作用，所以杀精剂的避孕效果也不如口服避孕药。杀精剂和避孕套一样都属于屏障类避孕方法，只是避孕套属于物理屏障，而外用避孕药（杀精剂）是在阴道深部设置了化学屏障，但这种屏障的阻隔能力有限，所以避孕效果也不如避孕套。还有一个非常重要的方面，就是外用避孕药没有双重保护功效，有性病高发风险的女性不宜使用外用避孕药。

外用避孕药的使用方法，与避孕套类似的，就是有一次性交就要正确使用一次的剂量。外用避孕药有好几种剂型，如栓剂、膜剂、胶冻、凝胶、药片等，除了胶冻、凝胶属于已经溶解好的，其他几种都需在射精前 5—10 分钟置入阴道深部（一定要放在深部，靠近宫颈的部位，否则容易流失），待其溶解后再性交射精。性交后不要急于起床排尿或冲洗，以免药液流失，前功尽弃。最后，还需强调的就是外用避孕药是目前临床上可供选用的常规避孕方法中避孕效果较差的一种，即使正确持续使用，避孕效果也只有 70%—80%。所以，如果你自认为自己或性伴需要非常有效的避孕，建议采取其他的避孕方法，或同时使用其他的避孕方法。

九、什么是安全期避孕？可靠吗？

所谓的安全期是根据女性月经周期长短来推算哪些日子是“安全的”，也就是不易怀孕的，哪些日子是“危险的”，是容易怀孕的。安全期避孕其实是非常不靠谱的避孕方法。因为女性的月经周期容易受到很多因素影响，包括自身的情绪、压力、疾病、用药……，及外在的环境影响等，很难单纯通过日历表来推算啥时安全，啥时危险，发生安全期避孕失败导致怀孕也是很容易理解的。要真正算好安全期较为复杂，比用避孕套、吃避孕药要复杂得多，建议还是到医院咨询一下那些更有效，但又方便使用的避孕方法。

十、什么是紧急避孕？

紧急避孕是在一个月经周期中偶然发生无保护性交（未使用任何避孕措施或避孕措施使用失误）后短期内的补救措施，以预防非意愿妊娠的发生。

关键词一“偶然”，是指不能经常性使用，一旦发生了无保护性交，及时补救，接下去尽快恢复使用常规的避孕方法。

关键词二“短期”，意味着紧急避孕措施使用是有时限的，一般口服的紧急避孕药是在发生无保护性交后 72 小时使用，如果到医院通过放置含铜的宫内节育器进行紧急避孕，则可延长在 120 小时内。越早采取紧急避孕措施，避孕效果越好。

关键词三“补救”，意味着这种措施（特别是服药）是事后补救，不是事前预防，那么在服用紧急避孕药后不能再发生无保护性交，因为这片药对后续的性交没有避孕保护作用，除非此次直接到医院放置宫内节育器，既作为紧急避孕补救，又能实现后续的常规、长效、高效的避孕保护。

十一、服用紧急避孕药要注意哪些方面?

紧急避孕药服用方法看似简单，但是因为社会药房销售的紧急避孕药品种较多，服用方法也不尽相同，所以友情提醒，如果自行购买了紧急避孕药，请在服用前仔细阅读使用说明书，正确服用。另外，需要注意的是：（1）紧急避孕药的避孕效果只有70%—80%，只能偶尔使用，不能替代常规避孕措施。（2）使用必须在规定时限内，愈早服用效果愈好。（3）使用后（除了放置宫内节育器），都应尽早使用常规避孕措施。（4）紧急避孕药只对一次避孕失误有效，使用后不能再有无保护性生活。（5）有些人口服后几天会出现少量的阴道出血，但出血时间与出血量与正常月经来潮有较大的区别，这种出血可能是服用激素药物后的一过性不良反应，不是正常的月经来潮，尚不能确定紧急避孕成功。（6）服用紧急避孕药后月经可以提前或推迟，必须有类似月经量阴道出血，有疑问尽快到医院检查。

十二、还没有生育过或还要生育的夫妇如何选择避孕方法?

还没有生育过或还有生育意愿的夫妇统称为生育计划没有完成的夫妇，因为还要生育，所以在选择避孕方法时首先考虑的是避孕方法的可逆性和有效性，也就是使用这种避孕方法时能够很好地避孕，保护生育能力，而停止避孕后能够尽快恢复生育能力。另外，这类夫妇相对年轻，其中还包括很多未婚性伴侣，性经验和避孕经验可能相对不足，且有可能出现频换性伴侣，甚至多性伴的现象，所以使用的方法相对要简便易用，在避孕的同时还有考虑预防性传播性感染的问题。对于这些夫妇或性伴，除了永久性的避孕方法，即男性和女性绝育术不在选择范围，其他方法都可考虑，但仍需结合自身及性伴的避孕需求和喜好，在专业人员的指导下选择使用适宜的避孕方法。

十三、不考虑继续生育的夫妇如何选择避孕方法?

这些生育计划已经完成的夫妇，多为已婚对象，性伴侣相对固定，有一定的避孕知识和经验，但也容易自以为是，不遵循医嘱，不按照使用方法规范避孕，可能有过避孕失败，甚至意外妊娠的经历。对于这些夫妇，在选择避孕方法时，一般选择避孕效果好，长效、稳定和高效的避孕方法；考虑有无性传播性感染的风险，必要时加用双重保护措施；年龄大的对象特别要注意有无慢性疾病等使用禁忌。具体到避孕方法种类，应该说这些对象只要没有使用禁忌，任何方法都可以选用，但仍需结合自身的特点知情选择、有效使用。因为不再考虑生育，应该要尽可能确保避孕效果，首选高效、长效的避孕方法。

十四、人工流产后如何选择避孕方法?

人工流产后如果没有有效的避孕，有可能在术后近期再次怀孕。如果反复地进行人工流产，那么手术对受术者身心，特别是子宫的伤害都会累加和增大。临床上将两次流产间隔在 3 个月以内，或既往有过 3 次以上流产的对象都归为高危人工流产，因为有近期人工流产及多次人工流产史的妇女，再次手术容易发生手术并发症。那么，在人工流产术后应该如何避孕呢？有些避孕措施在人工流产术同时或当天就可以直接落实，比如放置宫内节育器、皮下埋植、口服短效避孕药等。如术中或手术当日没落实的，那么在人工流产术后恢复性生活时就应及时采取临时的避孕措施，如男用避孕套、外用避孕药，但后者都不属于高效避孕措施，万一使用失误还是有发生意外怀孕的风险。所以，友情建议在决定做人工流产手术前，静下心来与医生好好讨论一下术后避孕措施的选择和使用，特别是这次人工流产前没有好好避孕的，更应该珍惜这个机会补上这一课，尽可能地在人工流产同时将术后避孕措施一起落实了。

十五、产后哺乳期夫妇如何选择避孕方法？

分娩及产后产褥期是妇女一生中的一个关键时期。选用避孕方法时要充分考虑产妇自身及家庭的情况，结合各种避孕方法的特点进行知情选择。首先，要考虑分娩方式、产后时间。其次，要考虑目前喂养孩子的方式，母乳喂养（完全母乳喂养还是部分母乳喂养）还是人工喂养。再次，要考虑准备避孕的时间长短，是否考虑以后再次生育，目前性生活是否已经恢复，性生活的频率如何。在充分考虑以上各个方面后，哺乳期的妇女及其丈夫可以在医生的咨询指导下考虑以下避孕方法：（1）长期稳定措施：男女绝育、宫内节育器、皮下埋植（避孕效果可达5年以上）。（2）临时避孕措施：避孕套、杀精剂（栓、胶冻）（每次性交都要使用）。如果发生无保护性交，需要紧急避孕的话，建议使用单纯孕激素（左炔诺孕酮）的紧急避孕药（如毓婷等）。

还需提醒一下，产后哺乳期以下方法不宜使用：（1）含有雌激素的避孕方法：复方甾体激素类避孕药/针/缓释剂（强调一下，这类方法在产后6个月以内乳母禁用，但6个月以上可以使用，因为母乳已不再是婴儿的唯一营养来源）。（2）需要阴道分泌物溶解的方法：阴道避孕药膜。（3）与月经周期有关的方法：安全期推算。

建议产后夫妇充分利用产后社区医生上门访视、产后42天回分娩医院做产后检查的机会，与医生一起讨论产后适宜的避孕方法，尽早、至少在产后恢复性生活时，就落实好避孕措施，并有效规范地使用。

十六、我可以领取免费的避孕药具吗？怎样领取？

为满足育龄群众避孕节育、优生优育、生殖健康需求，从2017年起，国家将免费提供基本避孕药具纳入基本公共卫生服务项目，育龄群众均可领取。国家免费提供的避孕药具严禁以任何形式销售、搭售，请认准免费避孕药具包装盒上的警示标志：

国家免费提供

避孕药具有以下多种渠道可以领取：

在各区人口计生指导中心、街道（乡、镇）人口计生综合服务站、居（村）委人口和家庭计划指导室可获得免费避孕药具和咨询服务指导。

全市240家街镇社区卫生服务中心也都有免费避孕药具领取点。

部分企业、社区、商务楼宇、公共厕所、宾馆、娱乐场所等公共场所设置的免费避孕药具自助服务发放机或开架式自取柜，也可自助领取避孕套。

皮下埋植剂、宫内节育器可在有资质的医疗机构免费放置。

通过“爱的礼物　上海药具”小程序，可以足不出户领取免费避孕药具，快递包装注重隐私保护，活动期间还包邮，可以试试！

通过上海“随申办·市民云”手机应用中的“免费药具”功能，也能快捷地查找周边的免费避孕药具发放点！

（扫码打开小程序，马上领取“爱的礼物”）（扫一扫，下载“市民云”APP）

（施佳华）

第二章　孕前和孕产期保健

第一节　孕前保健

一、什么是孕前保健？

孕前保健是指以提高出生人口素质，减少出生缺陷和先天残疾发生为宗旨，为准备怀孕的夫妇提供健康教育、健康状况评估、健康指导为主要内容的保健服务。

大部分妊娠是在非计划、无准备情况下发生的，故受孕时夫妇的健康状况、生活行为或心理状态未做好准备，可能会影响受精卵的质量。受孕后 3 周起胚胎进入器官形成期，也是对各种致畸因素敏感期，但大部分女性要月经推迟 1—2 周甚至更晚才意识到可能妊娠，此前已在无意中接受了有害因素。此外，能减少先天畸形的一级预防措施未能如期采用，如叶酸补充、某些疾病药物的调整等。因此，孕前保健很有必要，它对准备怀孕夫妇的健康状况、措施、生活行为、慢性病、遗传病病史、家族史等做出评估，指导适宜妊娠的时机，改变对胎儿有害的方法。提醒夫妇避免在计划受孕前后接触对胚胎、胎儿有不良影响的因素，降低先天缺陷及妊娠并发症。改变慢性病的用药，避免胚胎受影响，降低先天缺陷的发生率。所以建议备孕夫妇一定要在考虑怀孕生育前时，提前 3—6 个月接受孕前保健服务，在医生的指导下计划受孕，以达到优生优育的目的。

孕前保健包括孕前健康教育指导、常规保健体检（医生通过病史询问、体格检查和实验室及影像学辅助检查等），以及基于病史询问和各类检查结果，对备孕夫妇进行综合分析，识别和评估夫妇双方存在的可能导致出生缺陷等不良妊娠结局的风险因素，形成评估结果并提出医学建议，并给予个性化的咨询指导。

孕前保健（孕前优生健康检查）已经纳入我国国家基本公共卫生服务项目，所有备孕夫妇都可以就近到相关医疗机构接受服务。你可以拨打 12345 或 12320 了解相关机构的孕前保健服务信息。

二、孕前保健中的风险评估是怎么回事?

孕前优生健康检查风险评估是对所获得的计划怀孕夫妇双方的病史、体格检查、临床实验室检查、影像学检查的结果进行综合分析，识别和评估夫妇双方存在的可能导致出生缺陷等不良妊娠结局的风险因素，形成评估结果并提出建议。

通过风险评估，医生会将准备怀孕的夫妇分成两类人群。一类是一般人群，指经评估未发现可能导致出生缺陷、流产、早产、死胎死产等不良妊娠结局风险因素的计划怀孕夫妇。另一类是风险人群，指经评估发现一个或多个方面有异常，可能发生出生缺陷、流产、早产、死胎死产等不良妊娠结局的计划怀孕夫妇。对于风险人群，医生会指导备孕夫妇根据其具体情况进行干预，有些可能只是需要建立健康的生活方式，规避环境中一些风险因素，有些需要在怀孕前进行治疗，有些需要在怀孕前预测及怀孕后进行产前诊断等。所以，孕前保健中的风险评估非常重要，也是将孕前保健有别于一般的健康体检的关键之处。同样，如果夫妇经过孕前检查的风险评估，医生给出了医学建议，请依从医学建议，减少孕育过程中不良事件的发生。

三、为了生育健康的宝宝，孕前我们该注意哪些方面?

首先，应该建立健康的生活方式：注意合理营养，控制体重；

注意居住环境，不住新装修好的房间；保持健康行为，早睡早起，戒烟戒酒，合理运动，保持心态平和。

其次，补充叶酸：从孕前 3 个月开始每天服用 0.4—0.8 mg 叶酸，至少服用到孕后 3 个月，最好整个孕期服用。平时饮食也可多摄入富含叶酸的食物，如鸡蛋、豆类、深绿色蔬菜等。

第三，控制慢性病，谨防感染性疾病：有慢性病的备孕夫妇应在专业医生的指导下先行治疗，待病情控制稳定后再怀孕。患有艾滋病、梅毒、乙肝等传染性疾病的女性，怀孕后可能会通过母婴垂直传播导致胎儿感染，备孕女性如患有这些疾病应积极治疗，待病情得到控制或在医生的指导下怀孕。有遗传病史或生育过异常孩子，或婚后有不孕不育史的夫妇建议备孕前接受遗传咨询指导。

第四，注意合理用药。有些药物在体内代谢需要一定的时间，如果病情许可，夫妇可以提前几个月避免服用这些药物。

第五，备孕前做一次全面的口腔检查，发现口腔疾病及时治疗，避免增加孕期感染、早产和低体重儿的发生风险。

四、如何推算排卵期？如何做到计划受孕？

好多第一次准备怀孕的女性会为如何判断排卵期而苦恼，其实女性朋友对自己的身体都不陌生，身体的一些小细节和变化能告诉女性朋友们身体处在什么时期。育龄期女性一般一个月经周期就排一次卵，排卵期在下次月经来前的 12—16 天前后。如果注意观察，你会发现一个月经周期，阴道内流出的分泌物会有一些周期性的变化。这些分泌物是子宫颈腺体所分泌的液体，称为宫颈黏液。宫颈黏液在卵巢激素（雌激素、孕激素）的影响下，其量、色泽、性状、黏度、拉力、延展性等方面都会发生周期性变化。在排卵之前，阴道流出的宫颈黏液量逐渐增多，颜色也从不透明的白色转化成无色透明、很有弹性的黏液，类似于鸡蛋清；这几天，我们的外阴有湿润、滑润的感觉，也可能会突然地觉得有大量的液体从阴道流出。如果这几天有两性间插入性性交，怀孕概率就会有所增加。因此，我们可以用宫颈黏液判别法准确判断排卵时间。

计划受孕，就是通过观察和判断这些排卵征兆，择时择机进行两性性交。当然，计划受孕的“计划”更取决于夫妇是否对可能的怀孕在身体上、心理上、经济上等方面做好充分的准备，而不是随意地打无准备之仗。

（王夏婷）

第二节　孕产期保健

一、我如何判断自己可能怀孕?

如果男女两性间发生插入性的性行为，且没有使用任何的避孕保护措施，或使用中发生失误，都有可能导致女方怀孕，一般首先表现为下次月经没有如期来潮。所以，如果在本次月经周期发生过两性性关系，一旦女方在预计月经来潮时一周左右未见月经来潮，就应该高度怀疑自己是否会怀孕，无论此时有没有早孕反应。如果月经过期一周，建议到医院妇（产）科检查，当然也可以先自行到正规药房购买早孕检测试剂（验孕棒），按照说明书自己检测一下，如果自己检测为阴性，但过了一周月经仍未来潮（即已经过期 2 周了），一定要到医院检查，看看究竟是月经失调还是怀孕。如果有阴道出血，但出血时间和出血量与平常月经来潮不一样，甚至伴有小腹痛，一定要到医院检查，排除宫外孕的情况。

二、被诊断怀孕后，我需要做些什么？

如果在医院确诊已经怀孕，这时作为孕妇的你要做的事，首先就是开始孕期的自我保健，包括不熬夜，每天保证睡眠不少于 8 小时；戒烟戒酒（包括远离吸烟环境）、不吸毒；勤洗澡，避免盆浴，每日清洗外阴，勤换内裤；保持口腔卫生，每天刷牙，饭后漱口；孕期性生活要安全、适度，性生活前后注意清洗外阴，如不舒服或有阴道出血时应暂时避免性生活；注意睡姿，孕 7 个月后尽量左侧卧位，不仰卧；孕期用药要谨慎，孕妇可以到医院寻求医生的指导；保持良好心态，调整好情绪。其次，你在怀孕后可以享受国家基本公共卫生服务，5 次的孕产期保健服务。在上海，孕妇还可享受到包括从建立孕产期保健手册、9 次免费产前检查、产后访视和产后 42 天检查等生育保健待遇。通过产前检查，可全面、连续了解你的健康和胎儿的生长发育情况，如发现异常，可以及时处理，保护母婴安全。孕产期保健服务流程如下图：

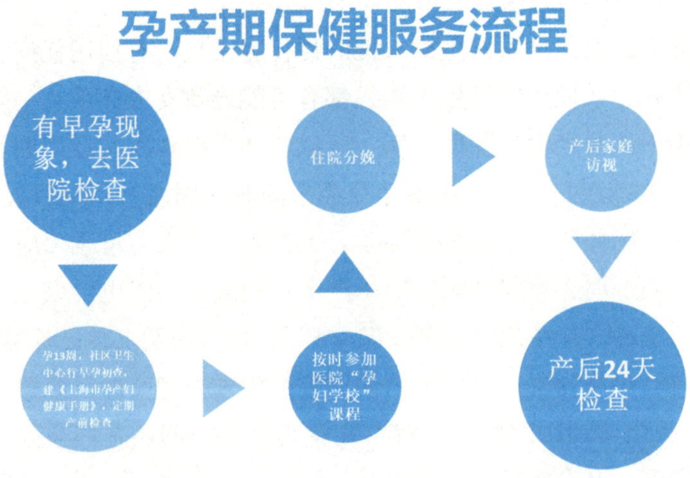

图 3.2.2.1　孕产期保健服务流程

三、听说怀孕后，产科医生要对孕妇进行妊娠风险评估，分为各种颜色，这些颜色代表什么意思？

孕产期风险预警评估是医生根据产前检查情况（孕产妇症状、体格检查及辅助检查结果）进行风险预警评估，从而做到“关口前移”，早筛查、早发现孕产妇在孕产期间的异常情况，及时诊治孕产期并发症合并症，降低孕产期风险，保障母婴安全。根据评估结果以不同颜色加以标识，以便根据准妈妈的身体状况更好地进行分类服务和管理。评估分类包括红、橙、黄、紫、绿五色预警。

绿色预警：未发现异常情况的孕产妇，根据医嘱定期、按时产前检查，做好孕产期保健。

黄色预警：为低风险孕产妇，妊娠并发症合并症为一般监护类疾病，孕产妇应加以重视，按期进行产前检查。如有不适，立即去医院。社区卫生服务中心会每月对你进行一次随访。

橙色预警：指孕产妇患有妊娠合并或并发高风险疾病，病情较重，对母婴安全有一点威胁，需要重点监护，孕妇应遵照医嘱增加产检次数和内容，如果有不适，立即去医院诊治。原则上应在二级或三级综合性医疗机构进行产前监护和随访。

红色预警：指孕产妇患有妊娠合并或并发高风险疾病，病情严重，部分为不宜继续妊娠的严重疾病，继续妊娠可能会危及孕妇生命，孕妇原则上应在三级综合性医疗机构诊治。不宜继续妊娠者应积极配合诊治，遵医嘱适时终止妊娠。

紫色预警：指孕产妇患有妊娠合并高风险的传染性疾病，需转至上海市公共卫生临床中心诊治，患有妊娠梅毒的孕产妇转至各区定点医疗机构进行诊治。

孕妇孕早期（孕 13 周内）在社区卫生服务中心早孕建册时，医生会进行孕产期风险初筛，孕期规范产检中医生也会根据孕妇的情况进行动态评估，并在产后、出院前再次进行产褥期风险评估。评估结果会在孕册、病历、出院小结等处贴上相应颜色的小贴纸。孕产妇可根据标识颜色了解自己孕产期的健康专科和风险类别，遵医嘱配合诊治和自我保健管理。

四、什么是胎教?

胎教是为了开发胎儿潜在能力而施行的胎儿教育。广义胎教指为了促进胎儿生理上和心理上的健康发育成长，同时确保孕产妇能够顺利地度过孕产期所采取的精神、饮食、环境、劳逸等各方面的保健措施。狭义胎教是根据胎儿各感觉器官发育成长的实际情况，有针对性地、积极主动地给予适当合理的信息刺激，使胎儿建立起条件反射，进而促进其大脑机能、躯体运动机能、感觉机能及神经系统机能的成熟。准妈妈和准爸爸可以通过与胎儿的对话、播放柔和的音乐、阅读童话故事、光照和抚摸等与胎儿互动。

五、什么情况下我要到医院待产分娩?

怀胎十月，一朝分娩。怀孕中的夫妇及家人在整个孕期都充满了期待，逐渐地为宝宝的降生在做准备。那么，什么时候需要到医院去待产分娩呢？这里就要了解一下临床先兆：出现不规则宫缩、阴道见红。当初产妇出现规律子宫收缩（每隔 5—6 分钟一次阵痛，一次阵痛持续 30 秒以上），经产妇阵痛间隔 10—15 分钟，或者出现阴道流水等，都应该立即住院。在孕晚期，距离预产期 4—5 周时，孕妇及家属应该将住院分娩所需物品准备好，集中放在一个箱子，包括《上海市孕产妇保健手册》《母子健康手册》、母儿衣物、洗漱用品、身份证、户口本、医保卡等。一般在产前检查的医院进行分娩。另外，要做好产后母乳喂养的心理准备和身体准备（乳房准备）。

（王夏婷）

第三节　产后保健

一、产后出院回家休养，我要注意哪些方面？

从胎儿、胎盘娩出到产后42天内称为“产褥期”，俗称“月子”。中国人对坐“月子”很在乎，我们这里需要强调的是科学坐“月子”，才能对身体恢复有帮助。

1. 保持良好环境：保持居室环境的清洁、舒适、安静，经常开窗通风，保持室内空气新鲜；夏天注意防暑，冬天注意保暖。

2. 注意个人卫生：月子期间可以洗澡，但不可盆浴；勤换衣服、被褥和卫生巾；每天用温水清洁外阴；注意口腔卫生。

3. 坚持健康的生活方式：与婴儿同步休息，每天争取8—9小时的累计睡眠时间；产后尽早下床活动；坚持产后运动，促进身体恢复；忌烟酒，产后42天避免性生活。

4. 保证充足营养：保证食品多样化，适当增加汤水的摄入；每天多吃2—3两鱼或肉，增加1—2个鸡蛋，保证摄入充分的优质蛋白；多吃含铁及含钙的食物；每天喝1斤奶，吃1斤以上的新鲜绿叶蔬菜和水果。

5. 做好心理调适：学会自我调整，抓紧时间休息，保持心情舒畅，远离产后抑郁。注重家庭关怀，家人、丈夫多给予关心、照顾，必要时寻求医生的帮助。

二、母乳喂养对母婴有哪些好处?

母乳是大自然馈赠给人类最珍贵的礼物，也是人类繁衍后代用生命创造的一种文化。哺乳期是人类“情商”开发的黄金季节，喂奶妈妈在哺乳过程中，赋予孩子的不仅仅是天然的最好食物，还教会孩子如何爱，通过母乳喂养，跟孩子之间建立情感的联结，这种健康、安全的联结对孩子后期的生长发育极为有利。妈妈坚持母乳喂养 6 个月以上，对母婴健康都非常有利。简单讲，母乳喂养有以下好处:（1）母乳营养全面、充足，最容易消化吸收，最适合新生儿的生长发育所需。（2）母乳中含有多种免疫物质，有助于预防宝宝过敏和生病。（3）频繁的母乳喂养促进子宫收缩，有助于乳母身体康复，并减少乳腺癌、卵巢癌的发病机会。（4）母乳喂养促进宝宝神经发育，使宝宝更聪明。（5）母乳喂养可减少宝宝出生后 1—2 年生长迟缓或肥胖，有利于预防孩子成年后代谢性疾病的发生。(6) 促进婴儿口腔发育。（7）母乳喂养可促进母亲和宝宝之间建立亲密的关系，增加母婴感情，使妈妈更有满足感，宝宝更有安全感。（8）母乳喂养经济实惠，对家庭及社会均有益。所以，提倡产后纯母乳喂养至 6 个月，继续母乳喂养至 2 岁。

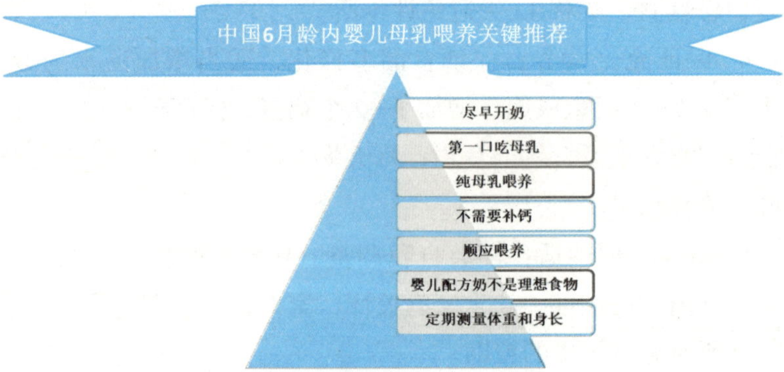

图 3.2.3.1　中国 6 月龄婴儿母乳喂养关键推荐

三、如果我还要生育，我什么时候可以考虑怀孕?

大量的研究表明，太早、太密、太迟和太多的妊娠和生育会对母婴的健康带来诸多的不利影响。改善孕前和产后的计划生育服务，确保妊娠生育的适宜时机和间隔，能极大地促进母婴的健康。活产后再次受孕时间距末次分娩≤6个月增加孕产妇死亡风险；活产后再次受孕时间距末次分娩≤18个月增加婴儿、新生儿和围产儿死亡、低出生体重、小于胎龄儿和早产的发生风险。第一胎为剖宫产的孕妇发生子宫破裂的风险与生育间隔呈负相关，生育间隔2年之内的子宫破裂发生率是2年以上的三倍。产后1年内人工终止妊娠，无论是否宫腔操作均增加出血、子宫收缩不良、感染、宫腔粘连等发生的概率，手术中发生子宫损伤的风险加大，甚至可造成严重不良后果。如果母亲因为短期（如产后6个月）内再次怀孕而停止哺乳，新生儿可能就不能继续从母乳中获得营养和其他的健康益处，母婴之间的情感联结也会减少，这些都会影响孩子的发育。

WHO组织专家综合分析研究大量的研究和临床数据后，建议“活产后至少间隔24个月后再尝试受孕，以减少孕妇、围产儿和婴儿的健康风险”。所以，无论第一胎是顺产还是剖宫产，为了母婴的健康，在产后2年内都请有效地采取避孕措施。

（王夏婷）

第三章　新生儿和儿童保健

第一节　新生儿疾病筛查

一、什么是新生儿疾病筛查?

新生儿疾病筛查是在新生儿出生后 1 个月内对某些先天性或遗传代谢性疾病进行筛查，是提高人口素质的一些重要措施。根据《中华人民共和国母婴保健法实施办法》，上海市确定开展筛查的项目有三项：新生儿遗传代谢性疾病筛查、新生儿听力筛查、新生儿先天性心脏病筛查。目前新生儿遗传代谢性疾病筛查的病种有四种，分别是先天性甲状腺功能减低症（CH）、苯丙酮尿症（PKU）、先天性肾上腺皮质增生症（CAH）、葡萄糖-6-磷酸脱氢酶缺乏症（G6PD）。

二、宝宝出生时看起来很健康，也要做新生儿疾病筛查吗?

有必要，因为这些患有遗传代谢病的宝宝出生时看起来是正常的，但在 3—6 个月后会逐渐出现一些异常表现。如果这时才被发现，治疗就晚了，因为宝宝的体格和智力发育已经落后，且难以得到改善，这将给家庭带来沉重的经济和精神负担。

三、新生儿遗传代谢性疾病如何进行筛查?

其筛查程序包括血片采集。一般在婴儿出生后 72 小时并充分哺乳后由产院专人采集婴儿足跟血 4 滴制成血样标本，送到新生儿疾病筛查中心实验室检测。筛查阳性病例将被立即召回，并进行静脉血采集检测，确诊病例由新生儿疾病筛查中心长期治疗和随访。

四、新生儿听力如何筛查？

筛查主要采用耳声发射法，在婴儿自然睡眠或安静状态下进行客观、快速、无创的检测。其筛查程序包括出生后 72 小时（或出院前）初筛，初筛未通过者在出生 42 天复筛，复筛仍未通过的婴儿去上海市听力障碍诊治中心进行听性脑干诱发电位等检测进行确诊，确诊病例由上海市听力障碍诊治中心长期治疗和随访。

五、新生儿先天性心脏病如何筛查？

采用心脏听诊和经皮血氧饱和度双指标进行检测。这两项技术对新生儿无害。其筛查程序包括：在新生儿出生后 1 周内去上海市先天性心脏病筛查诊治中心经心彩超等进行确诊，确诊病例由上海市先天性心脏病筛查诊治中心长期治疗及随访。

（王夏婷）

第二节　儿童系统保健

一、什么是儿童系统保健？

儿童系统保健是对儿童从出生到满 6 周岁可以享受由社区卫生服务中心提供的 13 次免费健康检查和指导服务，对不同健康状况的儿童实行分级分类管理，有助于动态监测宝宝的生长发育状况，及时发现异常情况并处理，促进宝宝健康成长。这项系统保健服务已经纳入国家及上海市基本公共卫生服务项目。

二、儿童健康检查的服务流程是怎样的？

各区妇幼保健所及社区卫生服务中心根据上海市基本公共卫生服务项目分级分类管理原则及《上海市儿童保健工作规范》，为辖区内 0—6 岁宝宝提供免费的健康体检，包括满月后第 1 年至少 4 次，第 2、3 年每年至少 2 次，以后每年至少 1 次。

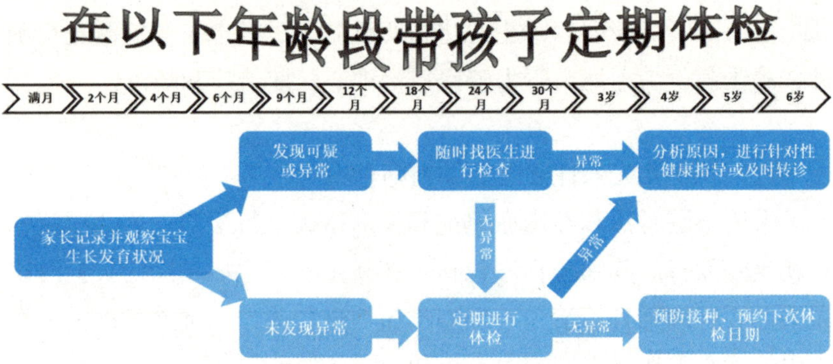

图 3.3.2.1　0—6 岁宝宝如何定期体检

低体重儿、早产儿及出生时有缺氧窒息、高胆红素血症、颅内出血等高危因素的高危儿，建议至区妇幼保健所或三级妇幼保健机构定期评估及随访。

（王夏婷）

第四篇

灾难逃生技能篇

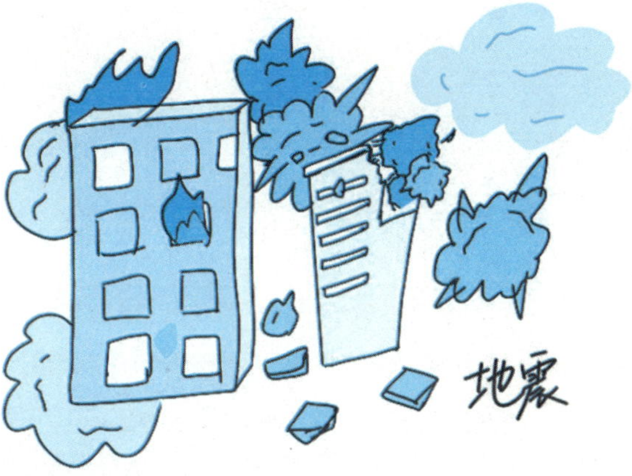

第一章　常见灾难逃生技能

第一节　地震避险自救

一、什么是地震？它的类型、成因有哪些？

地震是地壳快速释放能量过程中造成的振动，其间会产生地震波的一种自然现象。造成地震的原因很多，按其成因可分为：构造地震、火山地震、陷落地震三种主要类型。此外，还有水库地震、爆炸地震、油田注水地震等类型。

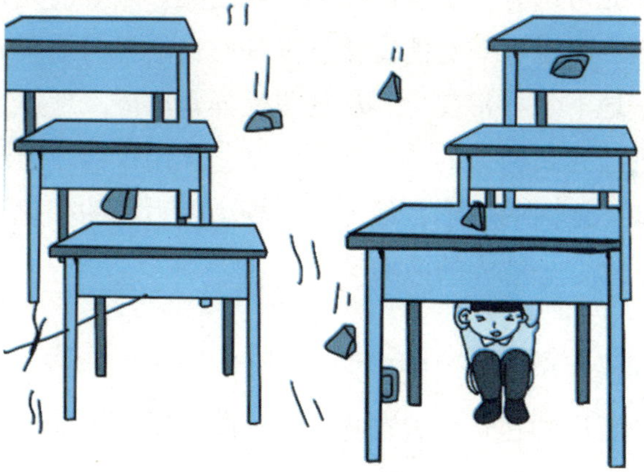

图 4.1.1.1　地震

二、地震有什么破坏作用？

地震可造成地面变形，形成地震力，使地基丧失支撑能力，导致突发性、直接或间接的灾难，造成信息系统故障或瘫痪等。

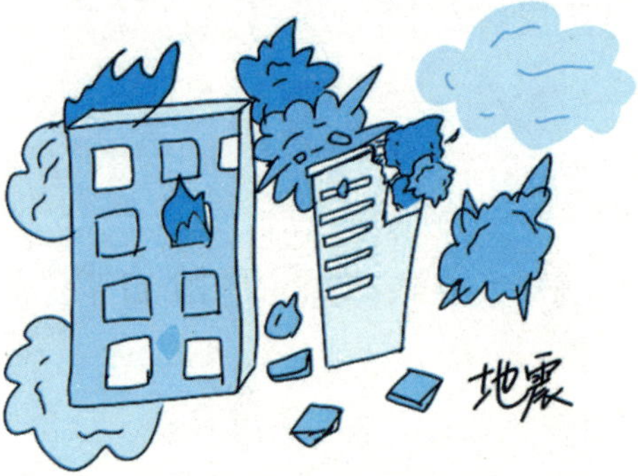

图 4.1.1.2　地震

三、地震有没有前兆和预报?

地震前自然界出现的与地震发生有关的异常现象，称为地震前兆。地震前兆可以分为宏观前兆和微观前兆。宏观前兆是通过人的听觉、视觉、味觉、嗅觉能直接感受到的自然界与地震有关的异常现象，如：地下水异常变化、动物习性异常反应、地声、地光、火球等。微观前兆是指人的感官不易觉察，须用仪器才能测量到的震前变化。如：地面的变形，地球的磁场、重力场的变化，地下水化学成分的变化，小地震的活动等。

四、地震发生前可以做什么?

首先，盖房的建筑位置选择应避开断裂带、不均匀沉陷地基及易滑动山坡、水库区等。其次，住房结构要防震，住房结构要抗震加固，新建房屋要严格执行国家抗震设计要求，并按照相关的抗震规范进行设计和施工。还有，地震高发民众，应准备防震包，室内陈设尽量整洁，房屋在震前做好加固措施，做好逃脱准备，学校、各级单位等则应做好地震相关的应急准备和预案。

五、地震发生时如何自救?

打开门确保出口、及时关火、及时灭火、保持呼吸通畅、抓住牢固物体伏而待定、较安全的避震空间（承重墙根、水房、卫生间）、保护头颈、有序撤离、避免扶靠、不利于避震的场所（床上、吊灯下、玻璃窗、阳台、地板、自动贩卖机、广告牌、水泥预制板）不要慌张向户外跑、地下街比较安全、避开人流、不点明火、避免使用电梯、保存体力、及时排除险情保存生命、坚定生存信念、路边停车选择开阔地区、避免汽车内过夜、过桥紧抓栏杆、迅速避难、合理抢救被埋压人员、切忌生拉硬拽、及时抢救、及时送最近医疗点。

（刘娜）

第二节　车祸现场逃生

一、发生车祸时如何提高自救能力?

1. 当车祸来临，两车迎面相撞，来不及做缓冲动作的时候。迅速抱头缩身成球形，可减少头部、胸部受到撞击。

2. 当迎面碰撞的主要方位不在司机一侧时，司机应手臂紧握方向盘，两腿向前蹬直，身体后倾，保持身体平衡，以免在车辆撞击的一瞬间，头撞到挡风玻璃上而受伤。

3. 当迎面碰撞的主要方位在临近驾驶员座位或者撞击力度大时，驾驶员应迅速躲离方向盘，将两脚抬起，以免受到挤压而受伤。

二、当车辆在行驶期间与障碍物撞击后导致汽车翻车，应采取何种逃生措施?

1. 驾驶员应立即将车辆熄火。

2. 驾驶员应保持冷静，确认车内人员情况并做好安抚工作，使车内人员安全、有序逃生。

3. 车内人员不急于解开安全带，应先调整身姿。具体姿势是：双手先撑住车顶，双脚蹬住车两边，确定身体固定，一手解开安全带，慢慢把身子放下来，转身打开车门。

4. 车内人员打开车门前，确定车外没有危险后，再逃出车门，避免汽车停在危险地带，或被旁边疾驰的车辆撞伤。

5. 逃生顺序：如果前排乘坐了两个人，应副驾人员先出，因为副驾位置空间较大，易逃出。

6. 敲碎车窗：如果车门因变形或其他原因无法打开，应考虑从车窗逃生。如果车窗是封闭状态，应尽快敲碎玻璃。由于前挡风玻璃的构造是双层玻璃间含有树脂，不易敲碎，而前后车窗则是网状构造的强化玻璃，敲碎一点即整块玻璃就全碎，因此应用专业锤在车窗玻璃一角的位置敲打。出车前一定确认好专业锤的所在位置。敲碎玻璃后，如果无法打开安全带，可以用碎玻璃割断安全带。

7. 如果车内未准备好专业车窗锤，可以利用尖锐的锥形物体、灭火器等器材，砸破玻璃从窗口逃生。确认车内人员没有太大伤害的情况下，可以用人的双脚把车窗玻璃蹬碎，蹬开以后从窗口逃生。如被车内人员卡在车内实在出不来，一定要及时用手机报警，说明事故发生的地点、车辆的概况和人员受伤情况。

8. 若车祸发生在夜间，可以使用救生手电筒或者可以发光的东西放置在车顶，既可以有警示作用，还有照明作用。

交通事故

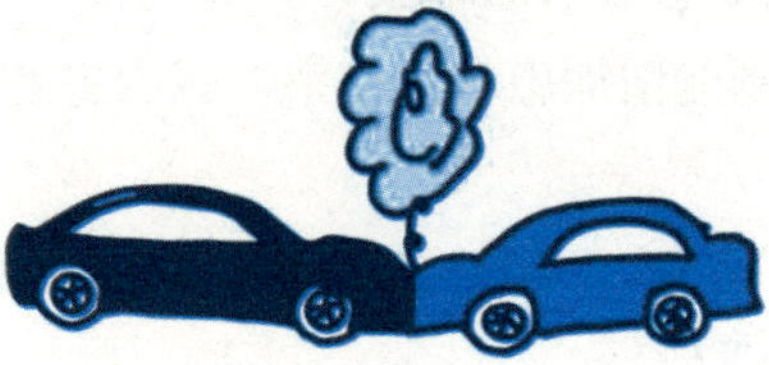

图 4.1.2.1　车祸

三、如果车辆在行驶期间不慎落水，该如何进行自救及逃生？

如果落水，最重要的是保持清醒的头脑，汽车刚落水时，迅速辨明自己所处的位置，应先解开安全带，打开车门，采用侧门逃生是最安全快捷的方式，汽车落水后，不会瞬间沉底，应立刻打开电子中控锁，以确保逃生通路，防止门锁失灵。

选择合适的逃生位置，汽车入水过程中因车头较沉，所以应尽量选择从车后座逃生。如果车门不能打开，手摇的机械式车窗可摇下后从车窗逃生。对于目前多数电动式车窗，如果入水后车窗与车门都无法打开，这时要保持头脑冷静，将面部尽量贴近车顶上部，以保证足够空气，等待水从车的缝隙中慢慢涌入，车内外的水压保持平衡后，车门即可打开逃生。

四、当车祸造成车内人员人身伤害，而专业医疗人员未到位前，该如何进行自救及互救？

1. 首先确认救助现场安全，注意观察车祸现场有无漏油，此时一旦起火就可能引起爆炸，施救场所应远离此类危险以防止二次伤害。

2. 一般车祸发生的人身伤害都会有明显的出血情况，此时要对此进行初步判断。

3. 及时拨打 120 急救电话呼救，并清楚告知具体位置，伤者越快得到妥善处理，越能增加患者生存率，减少患者后期伤残率。

五、车祸现场，该如何快速判断不同的出血情况，并予以有效的应急处理？

1. 简要判断方法：

（1）毛细血管出血情况：出血缓慢，出血量少。如擦破伤，一般会由于血液凝固而自然止血，不需要过多人为干预。

（2）动脉出血情况：血流猛、急，呈喷射状。

（3）静脉出血情况：出血方式和出血量介于上述两者之间。

2. 简单现场自救及互救止血方式：指压止血法。

（1）肱动脉压迫止血法：此法适用于手、前臂和上臂下部的出血。止血方法是用拇指或其余四指在上臂内侧动脉搏动处，将动脉压向肱骨，达到止血的目的。

（2）手部压迫止血法：如手掌出血时，压迫桡动脉和尺动脉。手指出血时，压迫出血手指两侧的指动脉。

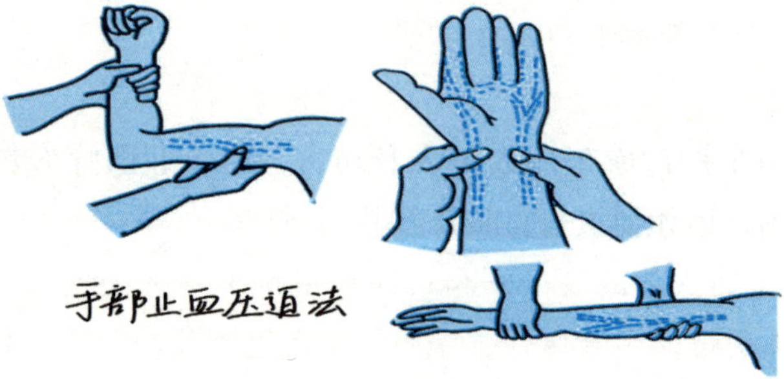

图 4.1.2.2　手部止血压迫法

（3）股动脉压迫止血法：此法适用于下肢出血。止血方法是：在腹股沟（大腿根部）中点偏内，动脉跳动处，用两手拇指重叠压迫股动脉于股骨上，制止出血。

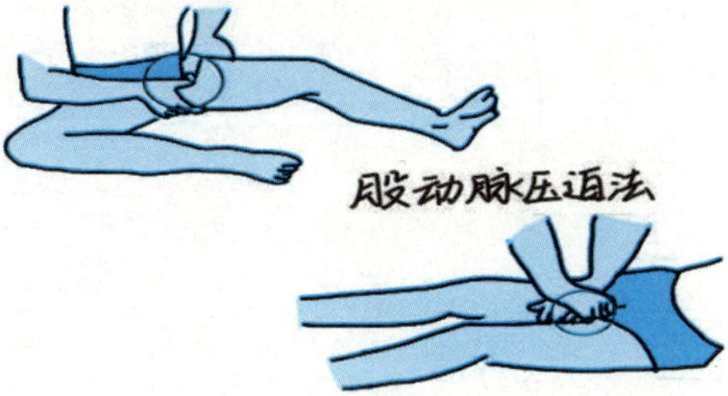

图 4.1.2.3　股动脉压迫法

（4）头部压迫止血法：压迫耳前的颈浅动脉，适用于头顶前部出血。面部出血时，压迫下颌骨角前下凹内的颌动脉。头面部较大的出血时，压迫颈部气管两侧的颈动脉，但切忌不能同时压迫两侧，以免引起脑供血不足，诱发晕厥。

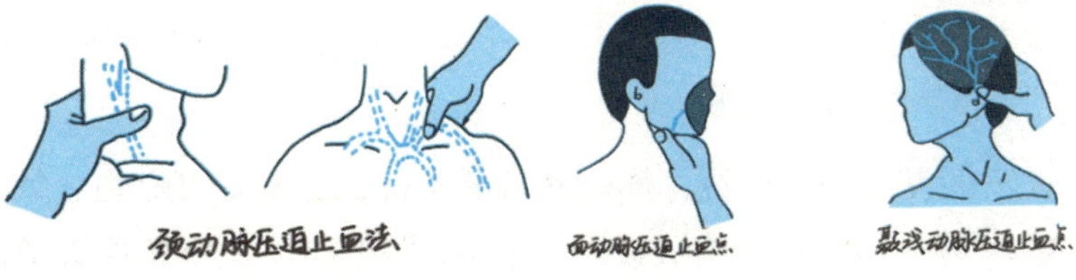

图 4.1.2.4　头部压迫法

（5）足部压迫止血法：足部出血时，压迫胫前动脉和胫后动脉。

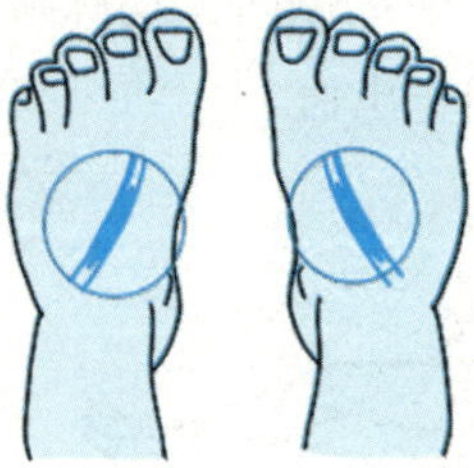

图 4.1.2.5　足背动脉压迫止血法

（刘　娜）

第三节　火灾自救逃生

一、什么是火灾?

火灾是指在时间和空间上失去控制的燃烧所造成的灾害，即失火造成的灾害。

二、为什么会发生火灾?

火灾的发生需要燃烧，燃烧必备的条件，分别是可燃物、氧化剂（助燃物）和温度（引火源）。当燃烧发生时，三个条件必须同时具备，缺其一则燃烧就不会发生。发生火灾的原因很多，主要包括用火不慎，用电不慎，防火制度不完善以及雷电等，均易导致火灾发生。

三、怎样有效地拨打火警电话?

发现火灾，及时拨打火警电话：119。

1. 火警电话 119 打通后，应讲清楚着火详细地点，所在区县、街道、门牌号等具体、有效信息。

2. 讲清楚是什么东西着火，燃烧物品及火势情况。

3. 报警人要报告自己的姓名及电话号码以便联系。

4. 报警后，在条件允许情况下，找专人在指定地点或路口等待消防车的到来，指引消防人员准确快速到达火场。

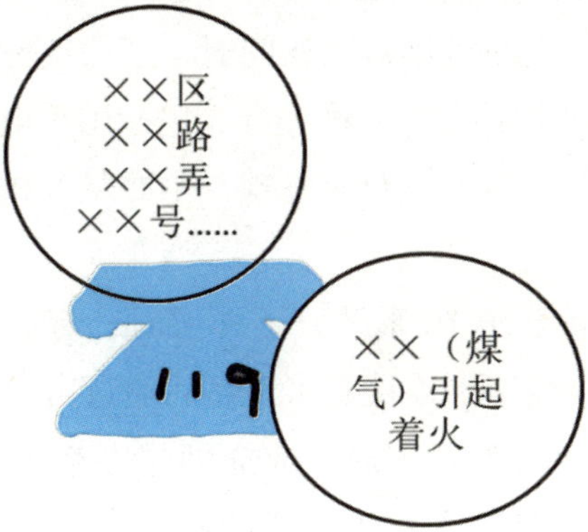

图 4.1.3.1　火警

四、突发火灾如何进行正确自救和逃脱?

首先，保持冷静，不要慌张，时刻留意紧急疏散通道、安全绿色出口及楼梯方位等，以便关键时刻尽快逃离现场。记住“小火快逃，浓烟关门”。

发生火灾时，若火势较小，应充分利用周围的消防器材，如消防栓、灭火器等设施，将小火控制并扑灭。当然，若自己不能正确扑灭火时，应当以生命安全为第一，立即进行逃生。

查着火方位，确定风向，在火势未蔓延之前，即火势较小、烟雾较少时，朝逆风方向快速离开火灾区域，不要站立行走，用湿毛巾捂住口鼻，用浸满水的毛毯、被子裹住身体，弯腰低头，沿着安全通道离开，记住不要乘坐电梯，防止断电被困，如果顺利逃生之后，一定要记得随手关闭常闭式防火门，它能在一定时间内抵御火和烟的侵袭。

触摸门锁发现很烫时，说明门外火势凶猛，浓烟温度很高且可能具有毒性，则不可开门向外逃生，应用湿毛巾、湿布、用水浸湿的棉被堵塞门缝和门窗，然后持续用水淋湿房间，防止烟火渗入；若火势较大，无路可逃被困房间时，请快速冷静下来，在靠近窗户或阳台，用颜色鲜艳的衣物进行标记，用手电往下照等方式发送求救信号，以便救援人员及时发现，不要从高楼窗口或阳台往楼下跳。

当被困楼位置处于 10 米及以下楼层时，有能力者可以利用绳索或房间内的床单窗帘等连接起来，然后通过窗户结绳自救。

若自己身上的衣服着火时，应立即想办法脱掉衣服或就地打滚压灭火苗，或及时跳入水中，或让别人向身上浇水，或喷灭火剂等。

五、灭火器怎么使用?

1. 看：看干粉有没有过期，看压力表指针是否在绿色区域；

2. 除：除去铅封；

3. 拔：拔掉保险销；

4. 握：左手握着喷管，右手提着压把；

5. 压：在距离火焰两米的地方，右手用力压压把，左手拿着喷管左右摇摆，喷射干粉覆盖燃烧区，直至把火扑灭。

注意事项：灭火时，站在上风位置，与着火点保持两米左右距离。

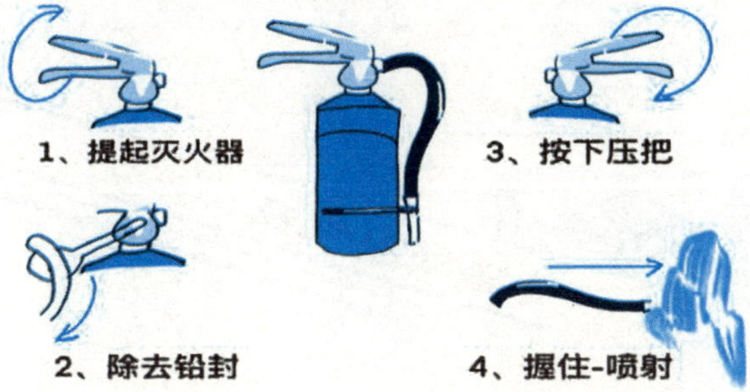

图 4.1.3.2　灭火器的使用

（刘　娜）

第四节　地铁应急逃生

一、上下地铁时，身体被地铁门夹住怎么办？

当身体被地铁门夹住时，首先应当呼喊身边人共同抵住车门，车门未关死，地铁就不会启动，此时需要列车员人工确定情况后，方才开动，因而可获得获救机会；若屏蔽门以及车门都已经关闭，则需要紧急拉动屏蔽门内侧黄色或红色把手，直接切断列车的回路，实现紧急停车，实现自救。

二、地铁站扶梯紧急停止了，怎么办？

首先，乘坐扶梯时一定要握紧扶手，防止扶梯紧急停止时摔倒；如紧急停止时不慎摔倒，则应第一时间护住头部，身体侧躺，并大声呼喊，通知后续的人们及时停止并呼叫工作人员，以防扶梯停止造成人员拥挤，导致踩踏事件发生。

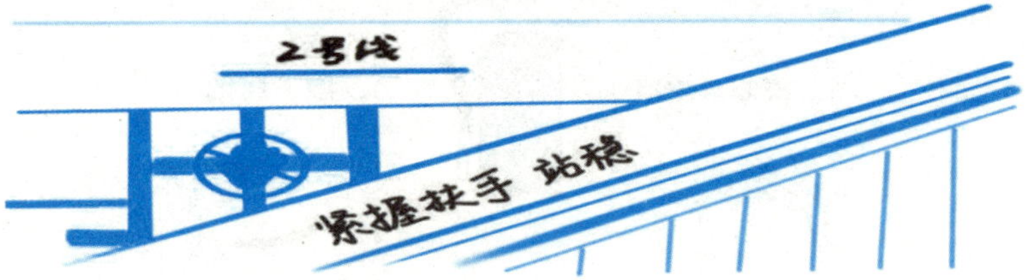

图 4.1.4.1　地铁扶梯紧急停止需紧握扶手站稳

三、地铁行驶过程中发生火灾事件，怎么办?

列车行驶过程中出现火灾，首先应及时利用车厢配置的干粉灭火器进行灭火，并第一时间通过每节车厢配置的紧急通话按钮与列车员进行联系，随后听从列车员的车内广播提示，所有人员分别从车头或车尾的疏散门有序撤离至隧道，并快速向邻近车站撤离，撤离过程中一定保持有序，防止踩踏事故发生。

四、地铁站发生大规模停电，怎么办?

当地铁站发生突发性大规模停电时，首先，需要镇静，地铁站并非密闭空间，停电并不会造成人身安全影响；其次，第一时间保持原地不动，防止因为慌乱，人群拥挤，而发生踩踏事故；最后，听从车站工作人员安排。如应急用电可及时供给，则原地等待应急供电启动后有序撤离，如应急供电未能及时供给，则所有人员在工作人员引导下打开手机手电筒有序撤离。

五、地铁站发生爆炸等恐怖袭击，怎么办?

首先保持镇定并及时确定爆炸的地点，如果爆炸地点离自己不远，那么应该顺着人流的方向或应急逃生出口的方向进行逃生，切勿逆流而行；如在爆炸中不幸受伤，应及时果断大声喊救，寻求帮助，防止因慌乱被其余人踩踏发生二次伤害；在确定疏散方向后，如携带大件行李应及时舍弃，第一时间撤离至安全地区，以生命安全为第一要义。

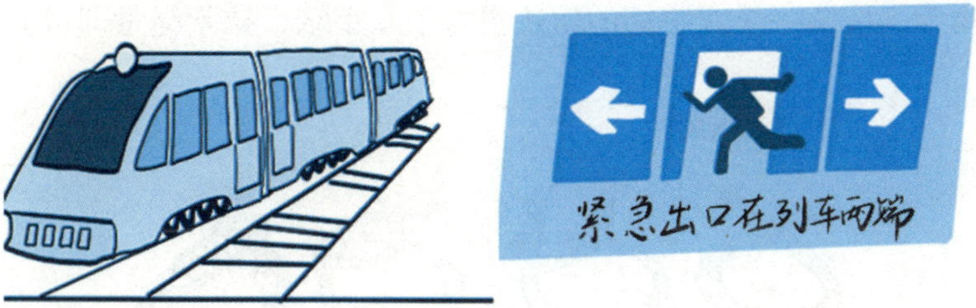

图 4.1.4.2　地铁紧急出口

（刘　娜）

第五节　结绳逃生

一、什么是结绳逃生?

结绳，顾名思义是指将两根绳子扎接起来。无论是攀岩运动、织网捕鱼、搭建临时避身所，还是在意外情况下用于排险救急，掌握必备的几种结绳方式是十分重要的。

二、怎样看待结绳逃生？

当遇到火灾时，有时窗户就可能成为重要的逃生口，这时绳索、床单可能成为我们的“救命稻草”，如何“结”好这根“救命稻草”是自救逃生中的关键。

三、怎样结绳才能逃生呢？

突遇火灾，从窗口逃生自救，如何固定绳索或床单？可用这种绳索系法“双八字结”。在做好第一个八字结后不要拉紧，绕过固定物后，按第一个八字结的轨迹再打个八字结，拉紧绳索即可。

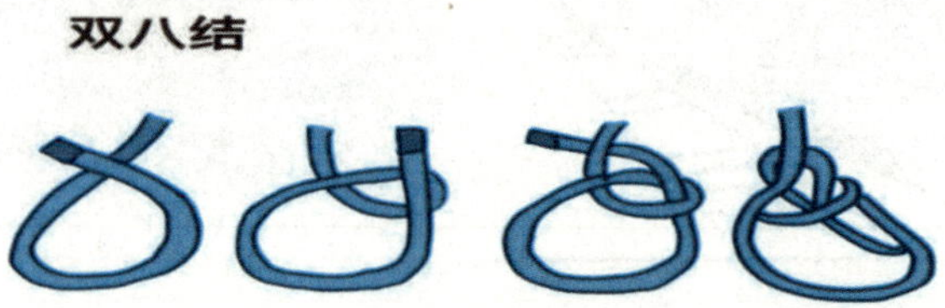

图 4.1.5.1　双八结

火灾中从高处逃生，逃生绳索不够长怎么办？可用此系法，叫“接绳结”，可以将不同粗细、不同材质的绳索进行拼接，比如绳索和床单拼接。

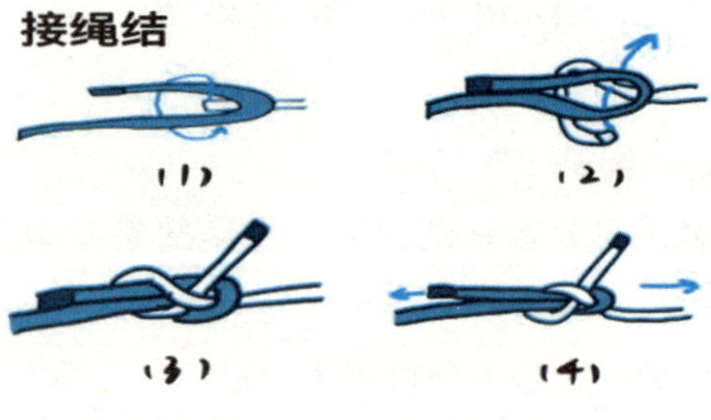

图 4.1.5.2　接绳结

如何将两根粗细相同的绳索进行拼接？可使用“渔人结”的打法：①将右手边的绳子在左手边的绳子上打一个单结；②将左手边的绳子也在右手边的绳子上打一个单结；③将整个绳结收紧。

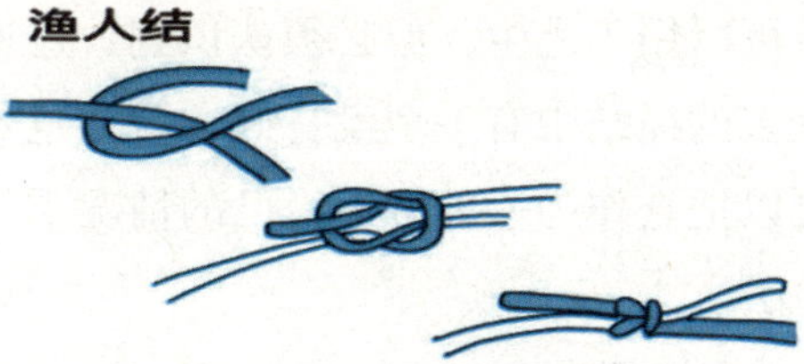

图 4.1.5.3　渔人结

如何帮助老人或小孩从高处逃生？可用这种“法式称人结”，共有两环，便于小孩或老人将双腿骑坐在绳环内逃生使用。①做出一个近似心形的形状；②分别向内扭转两环，形成两个 8 字；③将左侧绳环穿过右边绳环；④将第 2 步中扭转形成的部分向两个环中对应穿过，调整绳圈大小并拉紧。

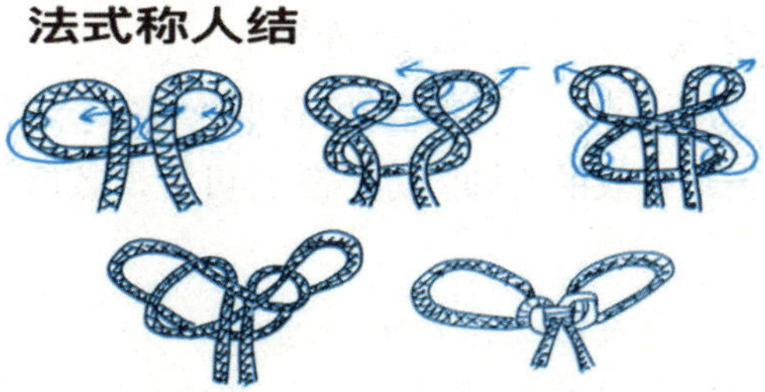

图 4.1.5.4　法式称人结

四、结绳逃生时，需要注意什么？

使用床单逃生时，所处高度最好不超过四楼；绳子需要固定在房间中最稳固的一角；使用太久的床单尽量不要使用；另外，老人和孩子慎用结绳逃生法。

五、在火灾时，结绳法可以作为主要的逃生手段吗?

结绳法固然可以用于逃生，但必须认识到，这种逃生法具有很大的危险性，众多的绳结中有一个没打好，就会危及生命，故障率很高。因此，可以把它作为一种万不得已的情况下的逃生方法，而不是常规的逃生法。

（刘　娜）

第六节　心肺复苏

一、什么是心肺复苏?

心肺复苏，是针对突然发生意识、呼吸、心跳停止的人，所采取的一些抢救措施，主要包括：胸外按压、人工呼吸、电除颤等。一旦发生了呼吸、心跳停止，如果能在我们称之为“黄金4分钟”的时间内开始实施有效的心肺复苏，就有可能挽救他人的生命。

二、什么情况下要做心肺复苏?

当发现身边有人突然跌倒、没有反应时，应该立即拍打他的双肩大声询问：“喂，你还好吗?”如果当事人还是没有反应，施救者可同时判断呼吸和心跳，如确认患者没有呼吸心跳，则应立即呼叫援助、拨打急救电话，并实施心肺复苏。

三、进行心肺复苏时，对于周围环境有要求吗？

在实施心肺复苏时，首先要判断周围环境是否安全。存在安全隐患的环境，如：拥挤的马路、地震火灾场所、触电倒地的人等，可能直接威胁现场所有人员的生命并影响救治质量时，应先排险后救护。运用视觉、听觉、嗅觉评估现场环境有无持续危险因素存在，分辨是否为气体性中毒事件，坠落的电线是否仍带电；火灾现场应评估是否会继续扩大或引起爆炸，应迅速离开通风不良的现场，避免发生吸入性损伤或窒息；交通运输事故现场应先设置道路障碍并警示后才能展开施救。

四、心肺复苏该如何实施呢？

1. 评估现场环境，确认现场环境是安全的，地面坚实平坦适合施救。

2. 判断反应（判断有无意识），有无意识，有无应答。

3. 双手拍打他的双肩大声询问："喂，你还好吗？"观察他有没有反应（意识）。

4. 呼救：①立即拨打 120 急救电话，首先要讲明事发现场的确切地址、患者和现场抢救的情况，更重要的是不要轻易挂断急救电话，必要时可以在调度员指引下实施高质量的心肺复苏，保持与调度员的沟通直至对方要求挂断，也可以请周边人帮忙拨打求救电话；②学会寻求帮助，如果周边有医师或者学过急救技术的人在场，请他们一起帮忙施救。

5. 观察呼吸和脉搏（可同时进行），判断时间为 5—10 秒。

6. 胸外按压。

7. 人工呼吸。

8. 使用自动体外除颤仪（AED）。

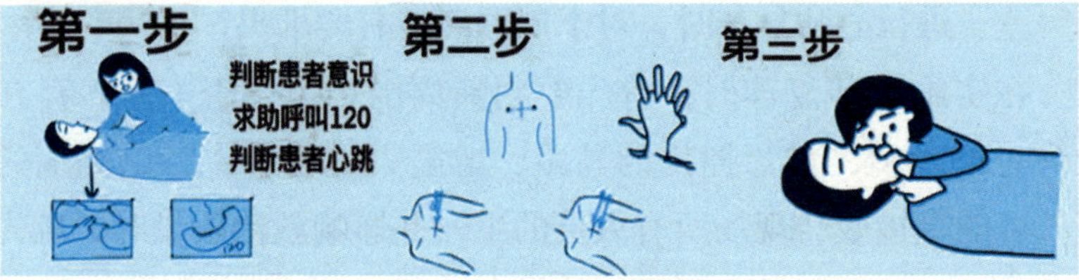

图 4.1.6.1　心肺复苏示意图

五、怎样进行呼吸与脉搏的判断?

要迅速判断倒地者是否有呼吸，常用的方法为侧头水平观察被施救者胸部，正常的呼吸应该有均匀、可见的胸廓起伏。观察呼吸时间不宜过长，在 5 ～ 10 秒为宜。可同时检查被施救者颈动脉搏动，判断是否有心跳。成人及儿童：用食、中指触摸到气管，往旁侧滑 2 ～ 3 cm 处，用指腹感受搏动。婴儿：将食指和中指置于婴儿的上臂内侧，检查搏动，判断时间不超过 10 秒。

六、如何实施正确有效的胸外按压?

将被施救者仰卧于坚实平坦之处，施救者跪在患者身体的一侧，两腿分开，与肩同宽，一只手五指张开伸直，掌根放在按压位置（两乳头连线的中点处）。另一只手在先前那只手背上扣紧。两手手臂伸直，上半身前倾，使肩、肘、手腕成一直线，与地面垂直，用上半身的力量，掌根用力，快速、持续、有力地进行按压。胸外按压频率是每分钟 100 ～ 120 次，按压深度：成人是 5 ～ 6 cm，儿童是 5 cm，婴儿是 4 cm。每次按压要保证患者的胸部充分回弹。

七、怎样实施人工呼吸?

1. 打开被施救者的气道：通过仰头提颏法，使后坠的舌根上抬。方法：一只手的掌根放在被施救者前额，同时用拇指和食指捏紧其鼻子，另一只手轻抬下颚。使被施救者的下颌角、耳垂与身体长轴成 90 度角，尽量打开气道。

2. 施救者正常吸气，用嘴整个包住被施救者的嘴。给予呼吸时，用眼睛余光看胸部是否抬起。

八、单人施救怎样实施胸外按压与人工呼吸？

胸外按压和人工呼吸比为 30 ∶ 2，即每完成 30 次胸外按压，立即给予 2 次人工呼吸，两次胸外按压之间暂停小于 10 秒钟。由于在救人过程中不可避免的有可能会直接接触患者的体液（例如唾液、血液、呕吐物等），可能会感染一些传染性疾病。因此不建议对陌生人在没有隔离装置的情况下直接进行口对口人工呼吸。只有家人或亲密朋友发生心脏停搏时，可以在没有隔离装置的情况下进行口对口人工呼吸。

（张梅英）

第七节　踩踏事件逃生

一、什么是踩踏事件？

踩踏事件是指在聚众集会中，特别是在整个队伍产生拥挤移动时，有人意外跌倒后，后面不明真相的人群依然在前行、对跌倒的人踩踏，从而产生惊慌、加剧的拥挤和新的跌倒人数，并形成恶性循环的群体伤害的意外事件。

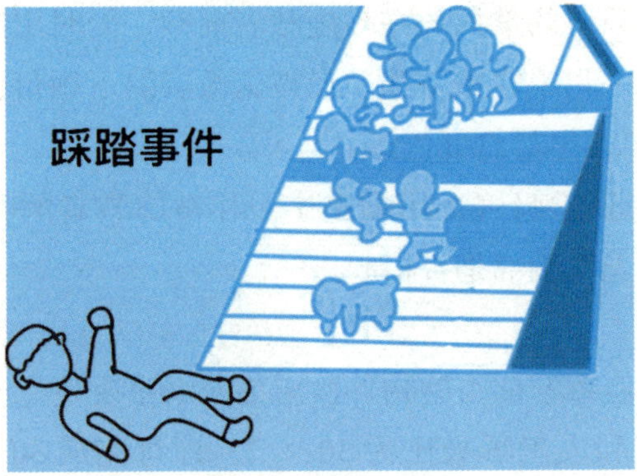

图 4.1.7.1　踩踏事件

二、什么地方容易发生踩踏事件？

人群拥挤的环境容易发生踩踏事故，例如学校、电影院、车站、商场、医院、酒吧、夜总会、运动场、集会、游行队伍等。另外，当拥挤的人群混乱地通过狭窄的通道，例如楼梯、桥梁、室内通道、列车车厢等，也特别容易发生踩踏事故。

三、什么原因导致踩踏事件发生？

1. 大量人群聚集：人群较为集中时，前面有人摔倒，后面人未留意，没有止步。极易出现“多米诺骨牌”一样连锁到底的拥挤踩踏事件。

2. 遇到突发事件导致恐慌：人群受到惊吓，如听到爆炸声、枪声、听信谣言等，产生恐慌情绪，出现惊慌失措的失控局面，大家在无组织、无目的的逃生中，相互拥挤、推搡，发生踩踏事件。

3. 情绪激动难以控制：人群因过于激动（兴奋、愤怒等）而出现骚乱，以致发生踩踏，如大型演唱会或体育比赛等。

4. 好奇心驱使：专门找人多拥挤处去探寻究竟，造成不必要的人员集中而发生踩踏。

四、在拥挤的场合下，如何做好自身保护，避免发生被踩踏？

在拥挤的场合下，避开人群拥挤并且远离玻璃窗。面对惊慌失措人群时，切忌慌乱，若陷入人群，可寻找固定牢靠的东西抓牢，待人群过去。若裹挟人群中，则需服从集体逃亡指令，切勿逆行，可左手握拳，右手握住左手腕，双肘撑开平放胸前形成一定的空间以保护自己，并控制重心，切忌体位前倾和低重心姿势，避免被推倒。

五、在拥挤的人群中跌倒，如何自救？

在拥挤人群中，被推倒或不慎跌倒，切忌慌乱，若靠近人群边缘者，可设法靠近墙壁，面对墙壁，身体卷成球形；双手在颈后紧扣，十指交叉护住脑和颈部，双肘向前护住太阳穴，待人群通过；若在移动的人群中，则应双膝尽量前屈，护住胸腹腔重要脏器，侧躺在地，以最大限度保护自身，避免发生严重的人身伤害。

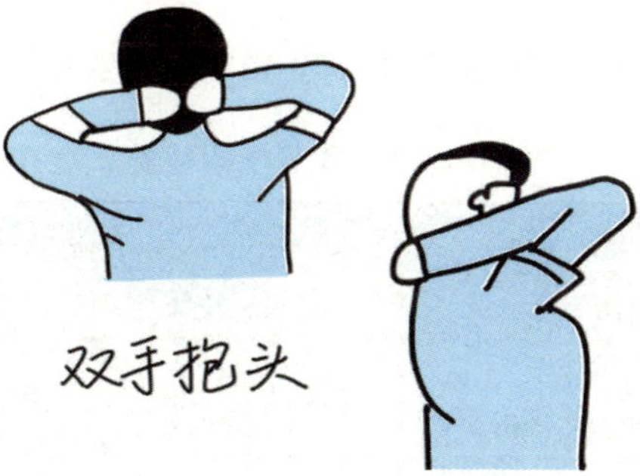

图 4.1.7.2　发生踩踏自救

（刘　娜）

第八节　跌落伤害救护

一、什么是跌落伤？

跌落伤（坠落伤），是指人体由高处坠落于地面或物体上发生的损伤。损伤的性状和轻重程度与体重、坠落高度、坠落速度、身体被撞击的部位、衣着、所撞物体的性质等因素有关。

二、如何判断跌落伤害的轻与重？

轻伤，通常可能为平地跌倒、桌角磕碰、跑步摔倒、物体绊倒等，一般不会伤得太重。多见伤口较小，有少许出血，局部磕出青包等情况。重伤，通常发生跌落高度超过 1 米，比如从床上、窗台上、自行车上、楼梯上跌落等。出现较大伤口，且较深，出血不止，局部肿胀，有瘀血，甚至失去知觉，面色苍白，患处难以触碰，肢体不能活动等情况。有时受伤的表面没有明显的伤口，也没有出血情况，此时，也有可能受了内伤，而内脏的损伤存在着潜在危险，严重时会致命。因此，当你无法正确判断时，应到医院就诊。

三、跌落伤害伤情分为哪几种？

表 4.1.8.1　跌落伤的种类

跌落伤种类	损伤特点
软组织损伤	皮肤、皮下组织、肌肉和韧带的损伤
骨折（开放性骨折和闭合性骨折）	无法站立、抬臂等，拒绝触碰，外观畸形
头部损伤	恶心、呕吐，甚至嗜睡、昏迷等
胸部损伤	呼吸困难、口唇发紫、胸痛
腹部损伤	面色苍白、出冷汗、腹痛、拒绝按压

四、面对较重的跌落伤害，可以做的紧急救护措施有哪些？

首先拨打 120，做好现场紧急处理，如有伤口，可用矿泉水、流动自来水冲洗伤口，用干净的纱布、手绢、卫生巾等覆盖伤口；如有出血要止血，可直接用手、敷料或手绢等压迫伤口止血；如有骨折，可就近取材来固定伤处，切忌轻易挪动受伤肢体。

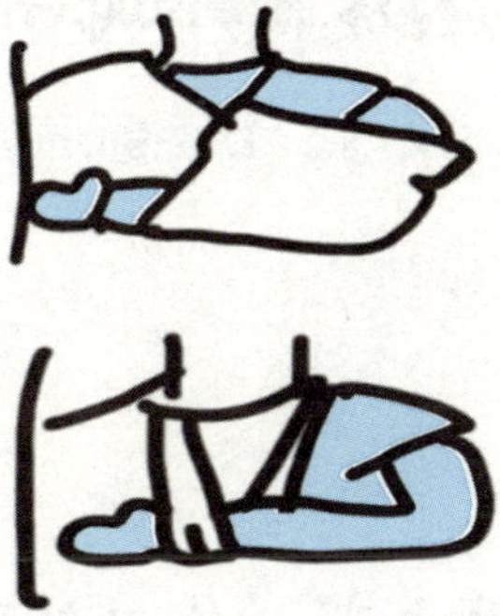

图 4.1.8.1　跌落伤的紧急救护

五、高空跌落伤害如何救护？

当在高空不慎跌落，在场人员应先判断伤者的神志是否清醒，并察看着地的身体部位，选择正确方式将伤员送至医院。正确、安全、迅速地运送颅脑外伤或脊柱骨折的伤员，往往是抢救高空跌落伤员，使之康复的关键。

表 4.1.8.2　跌落伤运送注意事项

着地的身体部位	运送时注意事项
头颅面颊着地且昏迷	平卧板上，清除口内异物，头偏一侧
头颅面着地且耳鼻有血液或白色液体流出	不可用手帕、棉花或纱布堵塞，以免造成颅内压升高和细菌感染
腰背部或下肢先着地	由 3 人以上同时将伤者平直托起至板上，平稳运送

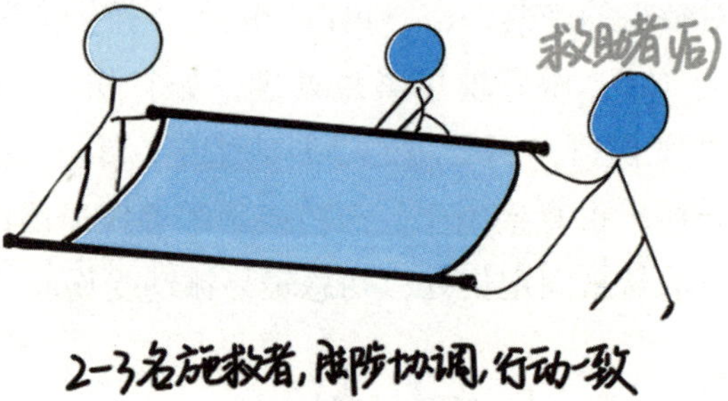

图 4.1.8.2　跌落伤的运送

（张梅英）

第九节　伤口处理

一、什么是伤口？

伤口是当正常皮肤在外界致伤因子的作用下引起组织损伤或缺损。此时，皮肤完整性遭到破坏，并伴有一定量的正常组织丢失，可导致皮肤正常功能受损。

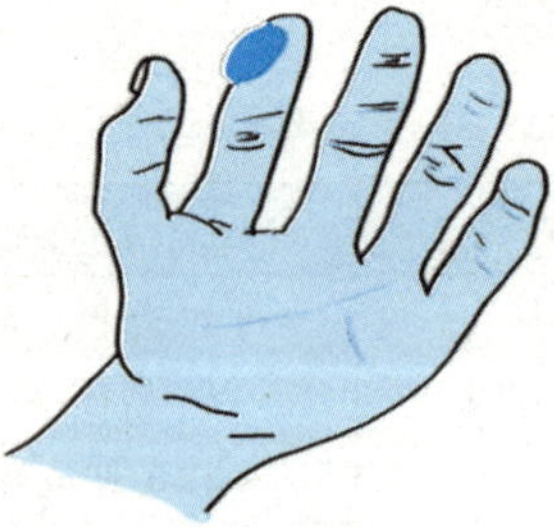

图 4.1.9.1　伤口

二、怎样清理伤口？

对于伤口的处理，清理伤口是非常重要的一步。常见外伤的处理方式是：进行伤口的清洗，除去伤口表面的灰尘、血迹等，可使用肥皂水、生理盐水或者复合碘溶液进行伤口的清洗。在清洗伤口的过程中，如果发现伤口内有异物，则需尽早清除。或许会有一些比较细小且隐藏在伤口深处的异物不容易取出，此时需小心处理，切勿勉强，如有需要，应到医院请专业人士进行处理。异物是细菌的依附物，也是细菌的良好培养基，给细菌的生长及繁殖创造了有利的条件，容易造成伤口感染，更不利于伤口的愈合，因此，有异物应尽早取出。

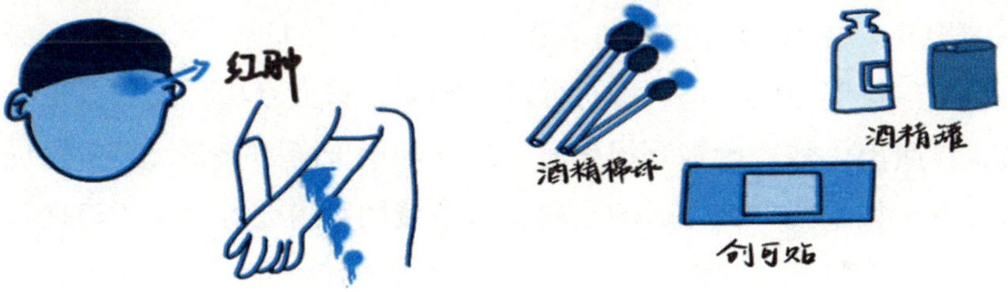

图 4.1.9.2　伤口的处理

三、伤口处理的时间要求有哪些？

伤口如被细菌污染后，在一般的情况下经过 8 小时左右，细菌才会开始生长、繁殖，产生毒素，并且会很快进入深层组织形成感染。但如果血液灌注不良或有大量毒性较强的细菌进入时，则在伤后的 5 小时左右就会形成感染。因此，我们如果受伤就要及时处理伤口，使血液中的免疫因子能及时起到防御作用，以免细菌产生的毒素进入血液。

四、如何处理擦伤伤口？

皮肤擦伤主要是由于皮肤表面与粗糙面发生摩擦，造成皮肤表面局部损伤，皮肤表面被擦破处略显苍白、有局部出血或组织液渗出。对于擦伤轻且伤口面积比较小的患者，可用生理盐水及酒精消毒后，用创可贴外用或暴露即可，但仍需注意伤口的情况。而对于擦伤重且擦伤面积比较大的患者来说，对伤口进行简单处理后，最好可以进行包扎，必要时及时就医。此外，不建议使用红药水进行涂抹伤口，因为红药水学名为红汞，不利于伤口愈合。

五、如何处理割伤伤口？

皮肤割伤是指皮肤被玻璃、石头、刀具等锐利器具划破而发生的裂伤。皮肤割伤的伤口表面整齐，有的伤口较小，伤口不深时，可以按照皮肤擦伤来进行处理；如果伤口大且深，或有大量出血，伴肌肉、神经血管等损伤时，应立即用干净的棉垫、毛巾等进行止血，如果找不到合适的东西，可直接用手指或者手掌压迫伤口止血，待伤口处的血液凝结后，再用酒精进行消毒，然后用纱布进行包扎，包扎完成后应再用手再压迫一段时间，以免再次出血，另外，伤口较深者最好进行伤口缝合，同时为了避免破伤风感染，应去正规医疗机构注射破伤风针剂。

六、如何处理扎伤伤口？

皮肤扎伤是指皮肤表面被钉子、树枝、鱼刺等扎伤，皮肤扎伤的伤口一般比较细小，经常被人们所忽视。虽然扎伤的伤口比较小，但是这样的伤口通常比较深，如果处理不当，容易滋生细菌，引起感染。对于这种伤口，首先要检查是否有异物的残留，然后用双氧水进行清理，若有异物残留在伤口中，则应切开伤口彻底清除异物。对于皮肤扎伤的伤口，不论大小只要见血都需要注射破伤风针剂。

（张梅英）

第十节　中暑避险与自救

一、什么是中暑？

中暑是由于环境温度过高，空气湿度大，体内余热难以散发，热量越积越多，导致体温调节中枢失控而发生的。中暑者往往会出现大量出汗（水分、电解质丢失）、头晕眼花、头痛恶心、胸闷等症状。

二、如何分辨中暑的轻重程度？

通常我们从中暑的症状来分辨轻重程度，可分为三类：

1. 先兆中暑：高温环境下出现轻微的头痛、头晕、眼花、口渴等症状，体温正常或略有升高。

2. 轻度中暑：除先兆中暑症状外，发生体温升高，往往在38 ℃以上，伴面色潮红、胸闷，或有大量出汗、面色苍白、恶心、呕吐、血压下降、脉搏增快等表现。

3. 重度中暑：除了以上症状外，会出现突然昏倒或大汗后抽搐、烦躁不安、口渴、尿少、昏迷，同时体温可达到40 ℃以上。

三、发生中暑该怎么处理？

如发生中暑要牢记四字诀，进行应急急救。

1. 移：迅速将中暑者移离高温场所，在阴凉处休息或平卧，解开或除去衣物，用湿冷的衣物加以包裹，并保持潮湿，扇风。

2. 服：马上饮用一些含盐分的清凉饮料或者淡盐水；如果随身带有藿香正气水等中药，可以给其服用。

3. 敷：可用湿冷毛巾敷在中暑者的头部，或将冰袋、冰块置于患者头部、腋窝、大腿根部等处。

4. 送：如果是昏迷不醒的重症中暑者，应该迅速将他送到附近的医院进行治疗。

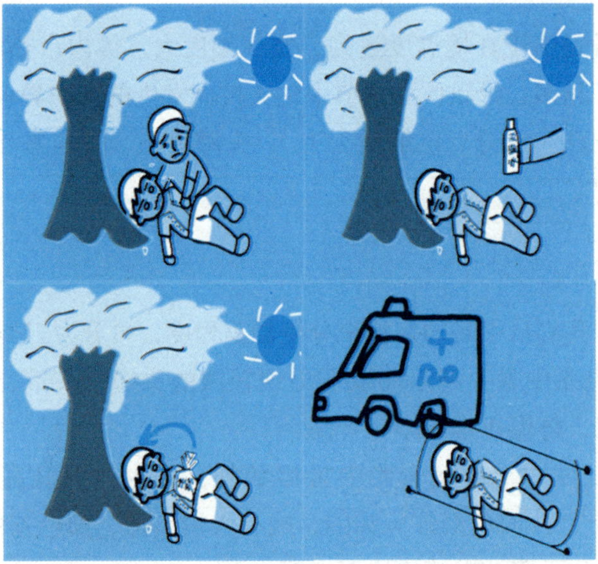

图 4.1.10.1　中暑的处理

四、如何预防中暑？

1. 出行躲避烈日

备好防晒用具，不要在 10 点至 16 点在烈日下行走。外出时，要做好防护工作，如打遮阳伞、戴遮阳帽；准备充足的水。

2. 别等口渴了才喝水

不要等口渴了才喝水，最理想的是根据气温的高低，每天喝1.5至2升水。

3. 饮食

多食用含水量较高的蔬菜及新鲜的水果，如黄瓜、西红柿、桃子、西瓜等。乳制品是很好的推荐，既能补水，又能满足身体的营养之需。

4. 保持充足睡眠

充足的睡眠，使大脑和身体都得到放松。

预防中暑的方法

图 4.1.10.2　预防中暑的方法

（张梅英）

第十一节　溺水避险与自救

一、什么是淹溺?

淹溺（溺水）是人淹没于水或其他液体介质中并受到伤害的状况。国际复苏联盟将淹溺定义为，人体置于液态介质中，导致呼吸障碍的过程。溺水最后可导致呼吸停止和心脏停搏。

二、何谓淹溺生存链?

随着急救系统改进，提出了淹溺生存链的概念，它包括五个关键的环节：预防、识别、提供漂浮物、脱离水面、现场急救。

三、如何预防溺水?

溺水的预防，应做到以下几点：

1. 对所有人群进行淹溺预防的宣传教育，儿童、老年人、伤残人士避免单独接近水源；

2. 根据水源地情况制定有针对性的淹溺预防措施，如安置醒目的安全标识或警告；

3. 过饱、空腹、酒后、药后、身体不适者避免下水或进行水上活动；

4. 游泳前应做好热身、适应水温，减少抽筋和心脏病发作的机会；

5. 远离激流，避免在自然环境下使用充气式游泳圈；

6. 不建议用过度换气的方法进行水下闭气前的准备；

7. 救生员要经过专业培训；

8. 有条件的话，应从儿童期尽早开始进行游泳训练；

9. 民众普及心肺复苏术，提高淹溺抢救成功率。

四、遇到淹溺如何自救?

发生淹溺，自救方法牢记三招：

1. 去除重物、呼救。在第一时间尽快去除身上的重物。尽量屏住呼吸，以免呛水。若发现周围有人，立即呼救。

2. 尽量保存体力。保持“缩头、双手抱膝、膝贴胸”的姿势，换气时双手向下压水，双足前后夹水，利用这样产生的反作用力抬头，瞬间吸气。

3. 水中抽筋，不可惊慌。若在水中手指抽筋，可将手握拳，再用力张开，迅速反复几次，直到抽筋消除为止。若是腿部或脚趾抽筋，先深吸口气使自己仰浮在水上，用抽筋肢体对侧的手握住抽筋肢体或脚趾，用力向身体方向拉，同侧的手掌压在抽筋肢体的膝盖上，帮助抽筋肢体伸直。

五、遇到淹溺如何施救?

第一目击者在早期营救和复苏中发挥着关键作用，当发现有人溺水时，应立即大声呼叫救援，方式包括通知水上救生员或拨打110、120。在专业救援到来之前，可向遇溺者投递竹竿、衣物、绳索、漂浮物等方式实施救援。不推荐非专业救生人员下水救援。在现场急救的过程中，应根据溺水者状态的不同，采取不同的急救措施：①溺水清醒者（有呼吸、有脉搏），注重保暖、陪伴、安慰，等待救援人员到来或立即送医院。②溺水昏迷者，但是有呼吸、有脉搏，帮助清除口鼻腔异物，协助取侧卧位防止发生误吸，等待救援人员到来。密切观察呼吸、脉搏情况，必要时心肺复苏。③溺水昏迷，无呼吸、有脉搏，此时应实施人工呼吸、脉搏心跳就可迅速增强。恢复呼吸后，可取侧卧位，等待救援人员。④溺水昏迷无呼吸、无脉搏者，遵循下图中A—B—C的顺序立即实施心肺复苏技术进行急救。

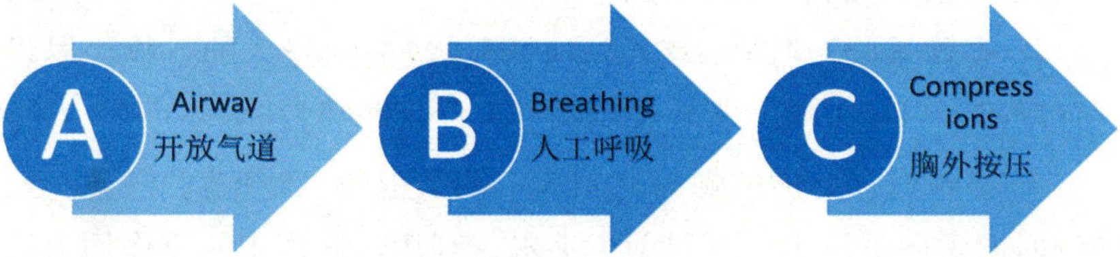

提醒：

常规心肺复苏急救顺序为CAB，溺水心肺复苏顺序为ABC——即按照先人工呼吸，后胸外按压顺序急救。

图 4.1.11.1　淹溺的急救

（张梅英）

第十二节　触电逃生

一、什么是触电？

触电（电击伤）是指人体直接触及电源或者高压电，经过导电介质传递电流通过人体，引起身体损伤，甚至导致死亡。

图 4.1.12.1　触电

二、触电的原因和症状表现有哪些?

引起触电的主要原因是缺乏安全用电知识。安装、维修电器、电线不按规程操作，电线上挂吊衣物等。另外，高温、高湿的环境和当人出汗时也容易触电。意外事故中电线折断掉落触碰到人体，雷雨时大树下躲雨或用铁柄伞而被闪电击中等，都可引起触电。不同原因引起的触电，表现不同，具体如下：

1. 电击伤：轻者立刻出现惊慌、呆滞、面色苍白，接触部位肌肉收缩，且有头晕、心动过速和全身乏力。重者出现昏迷、持续抽搐、心跳和呼吸停止。

2. 电热灼伤：被灼伤皮肤呈灰黄色焦皮，中心部位低陷，周围无肿、痛等炎症反应。电流在皮肤入口处灼伤程度比出口处重。

3. 闪电损伤：被闪电击中时，心跳和呼吸常立即停止，伴有心肌损害。皮肤血管收缩呈网状图案，这是闪电损伤的特征。

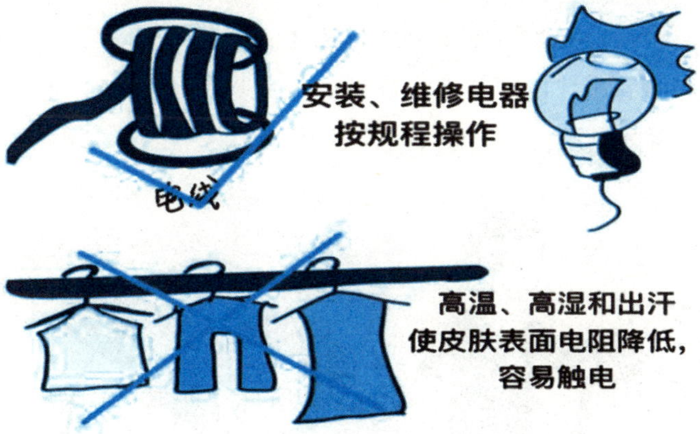

图 4.1.12.2　触电的原因

三、触电现场急救第一步该怎么做?

脱离电源是现场急救的第一步。可以根据触电现场的环境和条件，采取安全且迅速的办法离开触电情境，使触电者脱离电源。

具体方法:

1. 低压电源触电

(1) 触电地点附近有电源开关或电源插销：拉开开关或拔出插销；

(2) 触电地点附近没有电源开关或电源插销：用带有绝缘柄的电工钳或有干燥木柄的斧头切断电源；

(3) 电线搭落在触电者身上或压在身下：用绝缘物（干燥的木棍、竹竿）作为工具，挑开电线。

2. 高压电源触电

(1) 高压触电：立即通知供电有关单位；

(2) 高压带电设备上触电：救护者应戴上绝缘手套、穿上绝缘靴，拉开高压开关，以切断电源；

(3) 触电发生在高压架空线杆塔上：迅速联系就近变电站停电或现场抛掷足够截长度的裸金属线，使线路短路接地，迫使保护装置动作，断开电源。

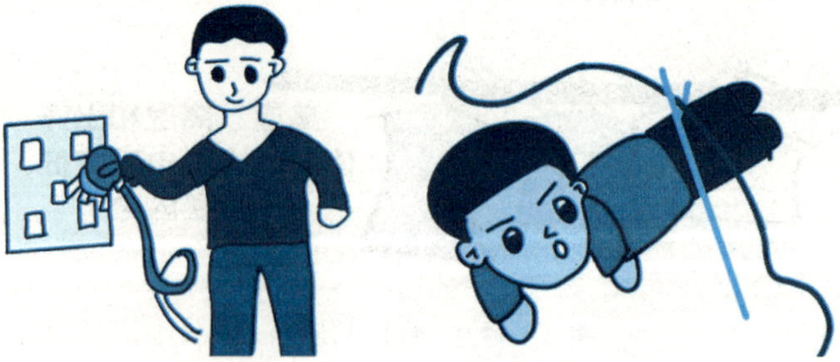

图 4.1.12.3　触电的现场急救

四、发生触电如何自救?

在触电后的最初几秒内，人的意识并未完全丧失，所以，如果发生触电，附近又无人救援，此时务必要镇静自救。触电者可用另一只手抓住电线绝缘处，把电线拉出，摆脱触电状态；如果触电时电线或电器固定在墙上，可用脚猛蹬墙壁，同时身体往后倒，借助身体重量甩开电源；此时，如旁边恰来了救助者，救援的人绝不能用手去拉触电者，这样不仅使触电者再次充当导体增加了电流的损伤，并且救助者自身的安全也会受到电击的威胁。

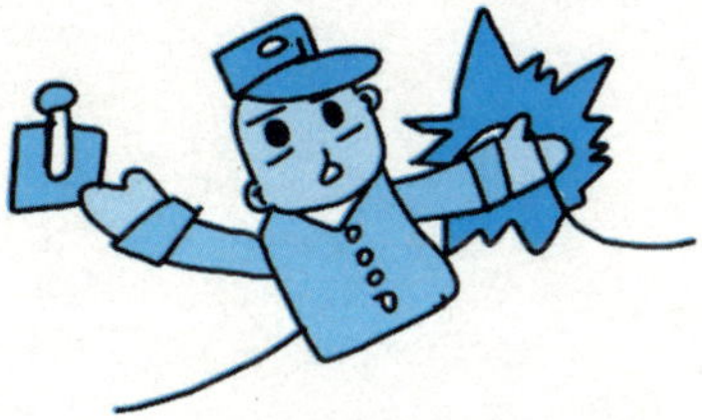

图 4.1.12.4　触电自救

五、脱离电源后，现场如何急救?

触电者脱离电源后，应快速准确判断触电者的症状，才能实施对症施救。首先要对触电者进行意识判断，并在 10 秒内进行呼吸、心跳的判断。①对呼吸微弱或不规则甚至停止，而心脏搏动尚存在者，可行口对口人工呼吸，有条件者可行球囊或呼吸机辅助呼吸。②对心跳停止，而呼吸尚存在者，应立即行胸外按压。③心跳、呼吸骤停者即刻予以心肺复苏术。

六、触电急救现场急救原则?

触电现场急救应遵循以下八个字原则，“迅速、准确、就地、坚持”。

1. “迅速”：迅速使其脱离电源，立即检查触电者的伤情，并及时拨打120急救电话；

2. “准确”：准确判断触电者的伤情，采取急救操作必须准确到位；

3. “就地”：救护者必须在现场附近就地对触电者实施抢救，以免耽误最佳抢救时间引起不可逆的损失；

4. “坚持”：坚持现场抢救，直到触电者逐渐恢复生命体征或有医务人员接替救治。

（张梅英）

第五篇

蓝 领 风 采 篇

郑红年

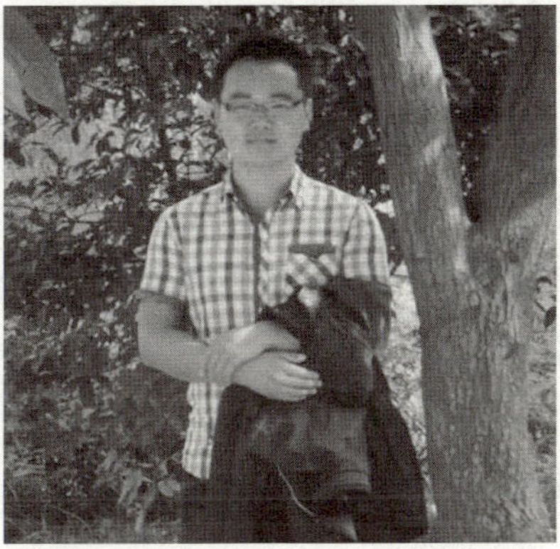

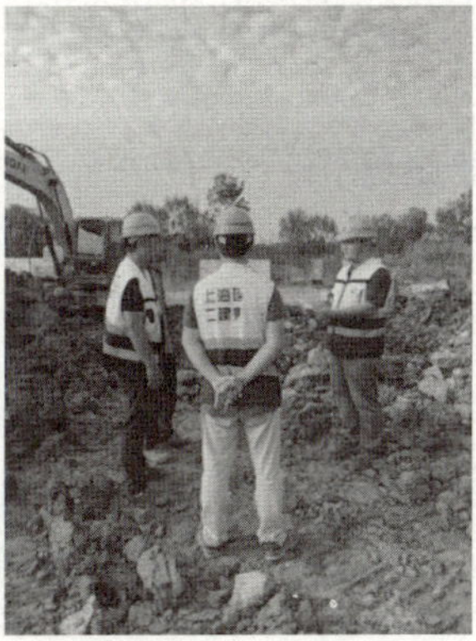

姓名：郑红年
性别：男
出生年月：1987 年 1 月
学历：本科
籍贯：江苏
任职单位：上海建工二建集团有限公司
工作岗位：项目经理

工作经历：2010 年 7 月起参加工作，入职无锡滨湖建屋发展有限公司，在多个工地项目中担任资料员、技术工作。2013 年 3 月—2016 年 12 月入职北京联馨药业有限公司，在中试厂房等 6 个项目中担任技术指导工作。2017 年 1 月—2018 年 2 月入职明尼苏达矿业制造特殊材料（上海）有限公司，在 3M 金山工厂 MRD 车间结构改造、应急废水池设计、3M 新桥应急泄漏池土建工程等多个重大项目中担任项目负责人。2018 年 3 月—2018 年 7 月在 3M 中国有限公司新桥工厂 3M 新桥应急泄漏池土建工程中担任项目经理。2018 年 8 月起入职上海建工二建集团有限公司，在银杏酮酯、人工麝香产业创新升级示范项目中担任项目经理。

健康感悟：没有一个朋友比得上健康，没有一个敌人比得上病魔，与其为病痛暗自流泪，不如运动健身为生命添彩。善待自己，幸福无比；善待别人，快乐无比；善待生命，健康无比。选对事业可以成就一生，选对朋友可以智能一生，选对环境可以快乐一生，选对伴侣可以幸福一生，选对生活方式可以健康一生。人生不过三万天，成功失败均坦然，是非恩怨莫在意，健康快乐最值钱。

沈玉荣

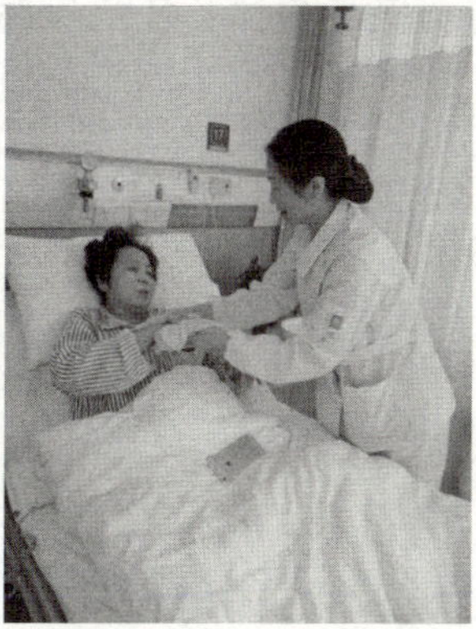
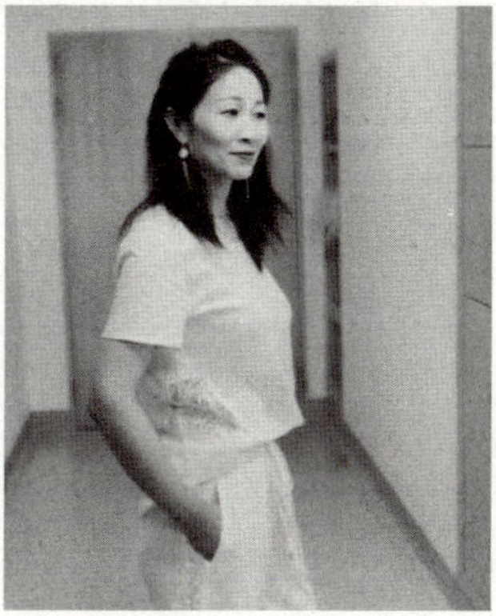

姓名：沈玉荣

性别：女

出生年月：1973 年 9 月

学历：初中

籍贯：安徽

任职单位：上海市第九人民医院黄浦分院

工作岗位：护工

工作经历：我来自安徽省庐江县矾山镇，初中毕业后在当地私企工作。2008 年通过老乡介绍到黄浦区中心医院做护工，期间获得上海市护理协会颁发的“护工合格证”。在内科工作一段时间后，转到乳腺科直至搬迁到九院黄浦分院新院乳腺科工作做到至今。

健康感悟：俗话说得好，人食五谷杂粮，哪有不生病的呢。在多年的护工工作经历中，看到那么多生老病死，让我明白一个道理：健康才是人生最大的快乐和幸福。那怎么保持健康呢？多食新鲜的蔬菜水果，有规律的作息，勤洗手，注意个人卫生。拥有健康生活的观念，保持良好心态。好好对待自己的身体，让疾病都远离大家。

匡渊明

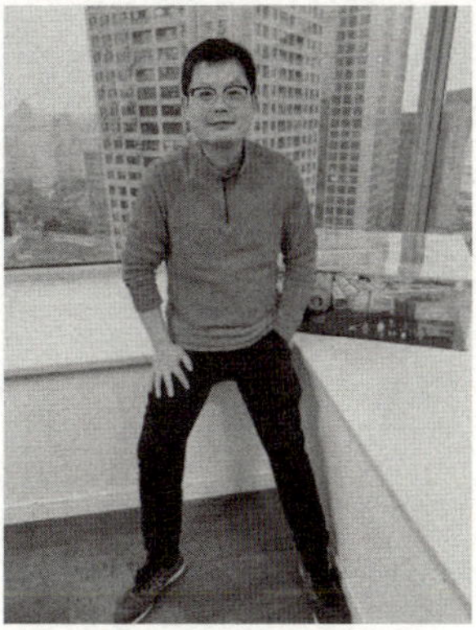
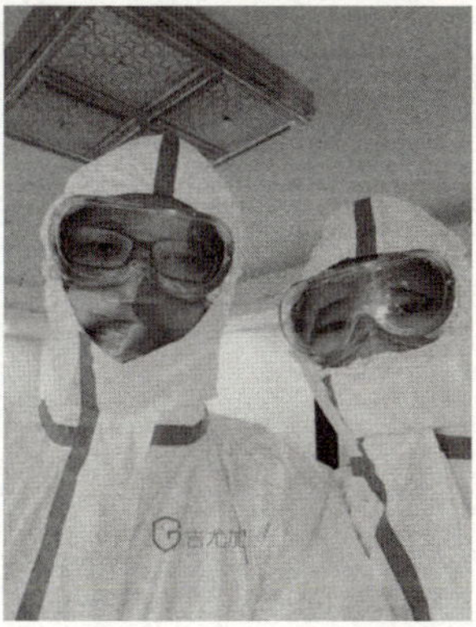

姓名：匡渊明

性别：男

出生年月：1977 年 10 月

学历：大专

籍贯：江苏无锡

工作单位：上海吉尤环保科技有限公司

工作岗位：消毒员

工作经历： 2010 年开始从事消毒行业，服务于食品工业的微生物控制、公共卫生、教育机构的传染病防控等消毒领域。

健康感悟： 消毒是最后托底的工作，消毒员永远是冲在疫情防控第一线的，面对的是看不见、摸不着的致病微生物。严谨、规范、到位是我们做到自身零感染、保护大家健康安全的关键！细菌、病毒无处不在，它们伴随着我们的学习、工作和生活……我们一定要养成良好的个人卫生习惯，学习了解更多的传染病和微生物知识，提高个人防护意识，知己知彼才能更好地保护自身和家人！

周霄林

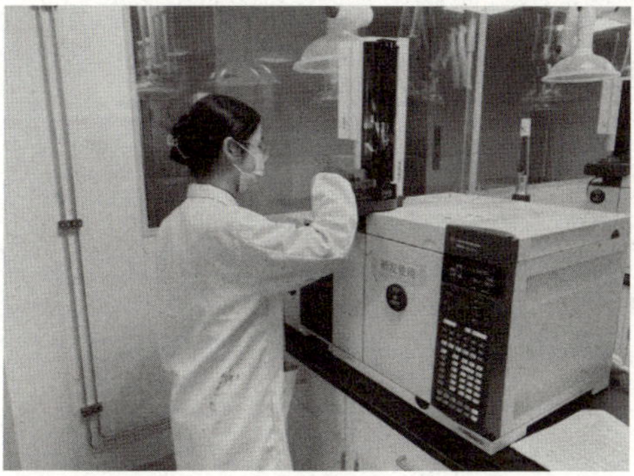

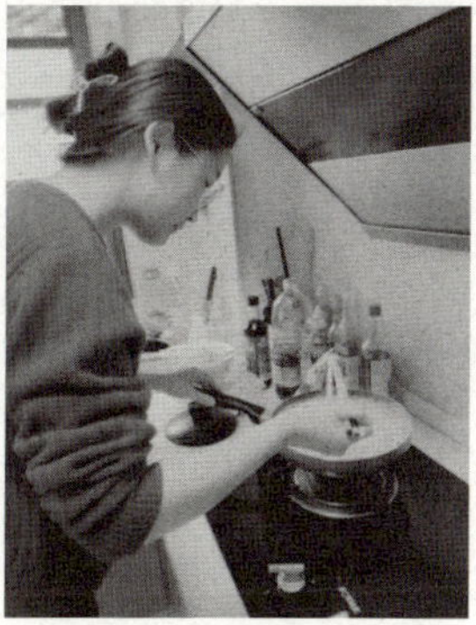

性别：女
出生年月：1995 年 12 月
学历：本科
籍贯：江苏无锡
工作单位：上海创蓝检测技术有限公司
工作岗位：检测专员

工作经历： 自 2018 年入职至今，担任检测室检测专员一职，负责包括水和废水、生活饮用水、环境空气、固定污染源废气、油烟、土壤和沉积物、固体废物等多个领域百余项参数的方法验证以及日常检测工作；提供排污许可相关的咨询代办服务；提供污染源自动监控设施验收备案等相关的咨询代办服务；承担部分报告审核工作；配合完成实验室相关仪器设备的维护保养工作；参与研发项目的方案订制、试验实施以及数据分析等各个环节。

健康感悟：从锻炼成健康的身体中锻炼出健康的精神，是做一切工作所必遵循的一条辩证唯物主义的准则。我们在注重日常饮食健康、运动锻炼的同时，也不能忽略心理上的健康，保持乐观开朗、积极向上的生活态度也是非常重要的。

童顺记

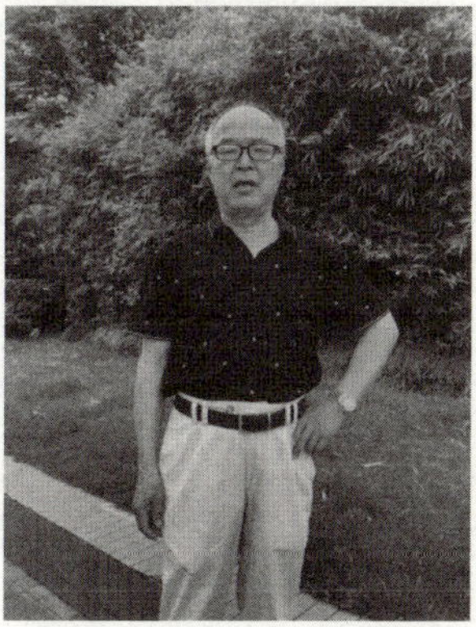

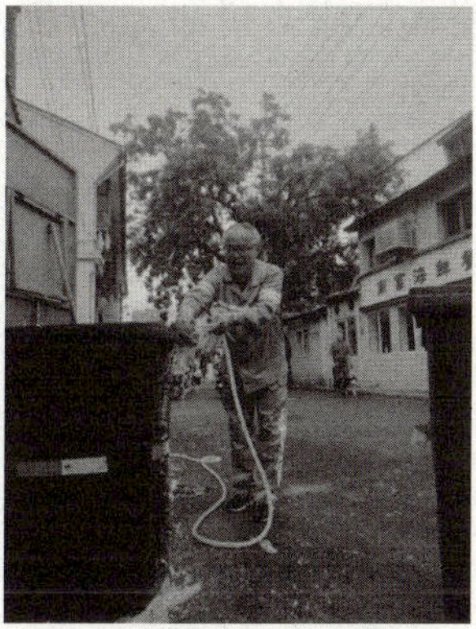

姓名：童顺记

性别：男

出生年月：1959 年 10 月

学历：高中

籍贯：上海

任职单位：上海欣园环境服务有限公司

工作岗位：清道管理员（2019 年 10 月退休）

工作经历： 1978 年进入原南市区清洁管理站从事保洁工作，一干就是 42 年，直到退休。期间曾经获得过“上海世博工作先进个人”、老西门街道“社区道德之星”、公司“先进个人”等荣誉称号。

健康感悟：年过六十，踏入退休行列，本可无事一身轻好好享受生活了。但长年起早贪黑的工作，加上不注意健康的生活方式，身体早已不堪负荷出现了不少病症。前段时间突发疾病，在医院里治疗了一个月才恢复健康，直到此时方才意识到健康的重要性。千万不要拿身体健康去拼命，健康活着比什么都重要。

余治洪

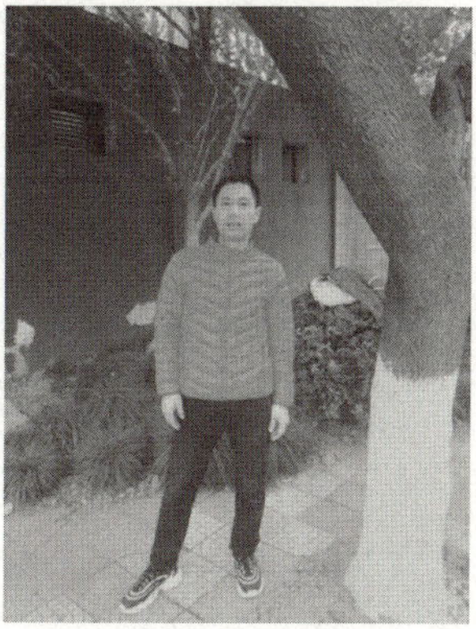 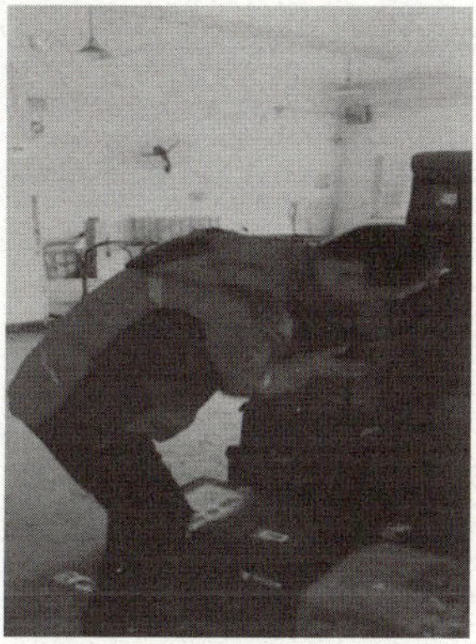

姓名：余治洪
性别：男
出生年月：1987 年 7 月
籍贯：重庆南川
任职单位：京东物流
工作岗位：配送部快递员

工作经历：2004 年初到传说中的大上海，经同学介绍进了吴江路步行街的一家餐厅当服务员，750 元一个月包吃不包住，做了三个月后，后厨负责人看我年纪小勤快，让我做学徒小工，800 一个月包吃包住。从那以后就开始了我长达 13 年的厨师生涯，中间兜兜转转，各种心酸史都有。2017 年 11 月开始入职京东物流，一直到现在。

健康感悟： 长期作息不规律、没有时间吃饭、经常腰酸背痛，生活节奏快、压力大是我们快递员的常态。如果感到过度疲劳就要学会放松自己，不能为了拼命挣钱很晚都不收工，最后付出健康的代价。偶尔休息，缓解疲劳，调整好自己，才能更好地投入工作。健康就是一切，没有健康就一无所有。

韩智华

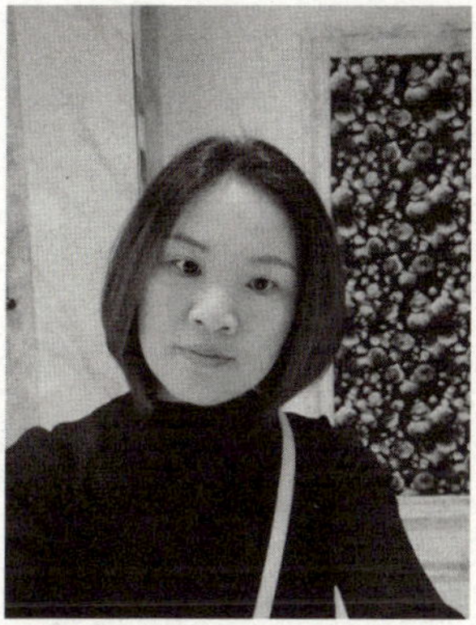 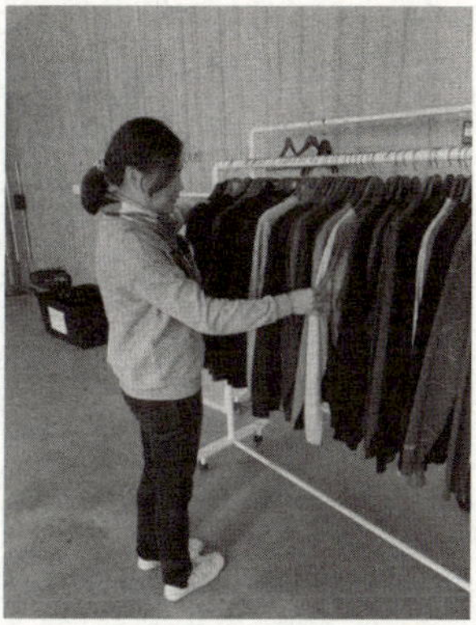

姓名：韩智华

性别：女

出生年月：1977 年 11 月

学历：高中

籍贯：山东

任职单位：上海拉夏贝尔服饰股份有限公司

工作岗位：购销业务员

工作经历：2009 年 5 月—2011 年 12 月，上海宝鸟服饰有限公司负责成衣采购工作；2012 年 4 月起进入上海拉夏贝尔服饰股份有限公司，负责成衣采购工作。

获奖经历：2012 年获公司第一届劳动竞赛一等奖。

健康感悟：人的一世要学会关爱与满足，关爱亲人从关爱自己开始，珍惜名利以珍惜身体为重。要学会放弃，懂得满足。每天拥有一个好心态，不为模糊不清的未来担忧，只为清清楚楚的现在努力。相信自己，你想要的，岁月都会给你。

李春梅

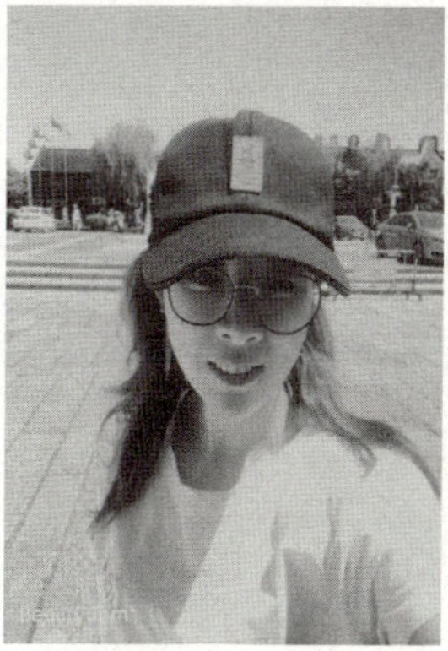

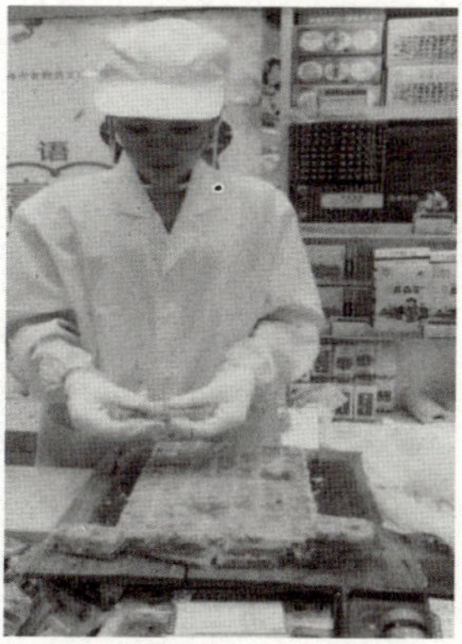

姓名：李春梅

性别：女

出生年月：1983 年 1 月

学历：大专

籍贯：安徽

任职单位：上海梨膏糖食品厂

工作岗位：车间主任

工作经历： 2009 年 10 月起入职上海梨膏糖食品厂，从最底层的包糖工做起，直到担任车间主任，负责车间管理和产品质量把关。在工作中体会了工作带给我种种的快乐，让我明白，不管从事什么工作，都要积极认真地去做好每件事，工作使我成长很多！

获奖经历： 曾获得公司劳动模范奖、公司工会积极分子奖。

健康感悟：健康积千累万，不如有个好习惯，人无泰然之习惯，必无健康之身体。健康四秘籍：合理的饮食，规律的起居，适量的运动，愉悦的心态。人生极为重要的三件事：用宽容的心对待世界，对待生活；用快乐的心创造世界，改变生活；用感恩的心感受世界，感受生活！

李国庆

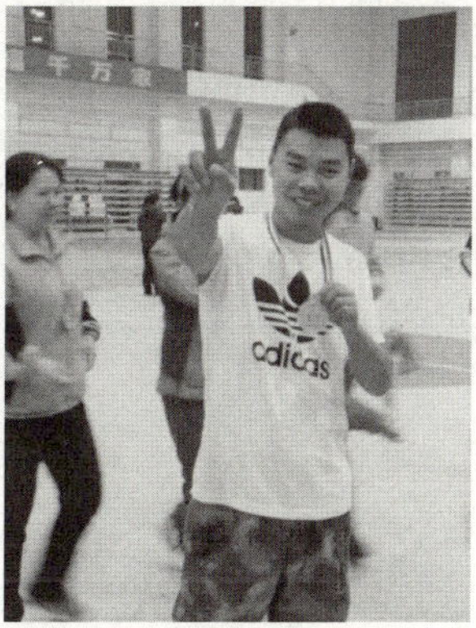 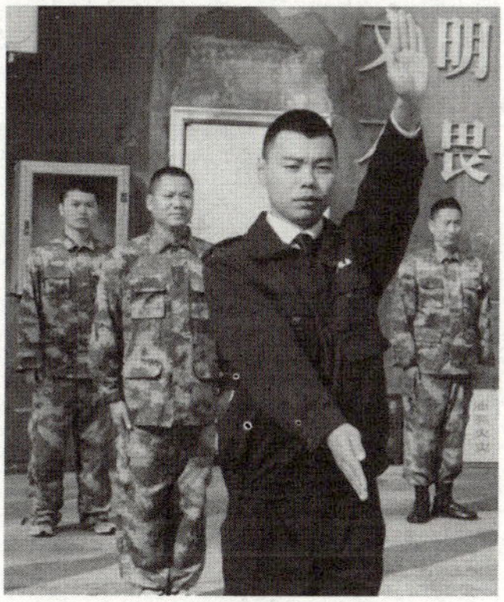

姓名：李国庆

性别：男

出生年月：1991 年 5 月

文化程度：高中

政治面貌：中共党员

工作单位：上海景鸿保安服务股份有限公司

工作岗位：安保培训部经理

工作经历：2008 年 12 月至 2016 年 12 月，在部队服役，任班长；2017 年 5 月至今，在上海景鸿保安服务股份有限公司任职，任培训教官。

获奖经历：个人三等功；优秀共产党员；优秀士兵；优秀士官；优秀训兵骨干；个人嘉奖：优秀运动员；优秀教练员；部队

排球、羽毛球优秀队员；上海市优秀保安员；景鸿保安优秀员工；2018年获智慧蓝领急救达人培训大赛“智慧蓝领—健康达人”称号。

健康感悟：健康不是一切，但是没有健康就没有一切，健康不在年龄，年轻人也要注重健康运动。善于运动的人，易逝的青春就会放慢脚步！养成好的习惯是储存健康，放纵不良陋习是透支生命。让我们从一点一滴做起，每天坚持体育锻炼，拥有健康的身体。

罗玉麟

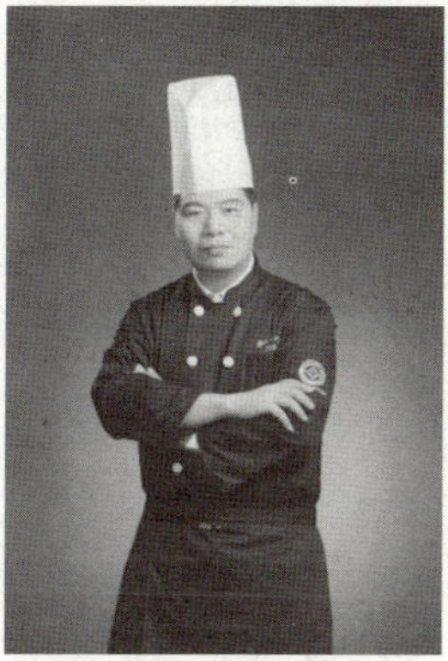
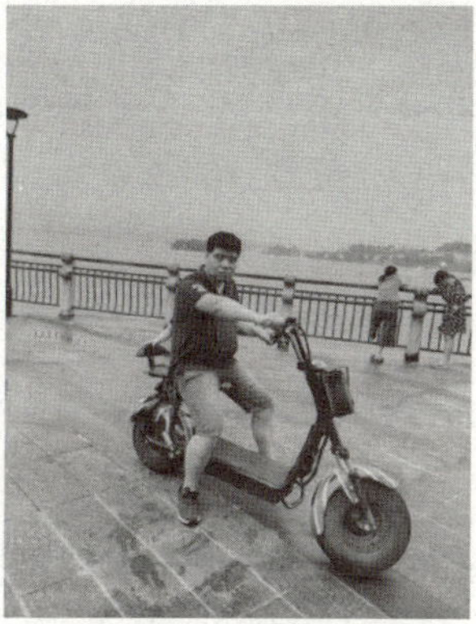

姓名：罗玉麟

性别：男

出生年月：1979 年 9 月

籍贯：上海

工作单位：上海老饭店

工作岗位：副厨师长

职业资格：高级技师

工作经历： 1996 年 9 月—2003 年 7 月，上海德兴馆工作；2003 年 7 月至今，上海老饭店工作。

获奖经历： 2004 年荣获第五届中国烹饪世界大赛银奖；2005 年荣获首届全国中餐技能创新大赛金奖；2005 年被评为黄浦区新长征突击手；2009 年加入中国烹饪协会、名厨专业委员会新星俱乐部会员；2009年荣获“獐子岛杯”海参烹饪大赛金奖、中国饭店业海参烹饪名师称号；2010年经考评荣获中式烹饪全国餐饮二级评委；2013年荣获环球食品展览会现代中餐展评特金奖；2015年荣获中华金厨奖；2018年荣获上海餐博会素食烹饪大赛特别金奖；2018年荣获商业技术能手；2018年成立首席技师工作室；2018年被命名2018黄浦工匠；2018年荣获上海进博会餐饮技能大赛中式商务套餐一等奖；2018年荣获2018上海市职工先进操作优秀成果奖；2019年评为注册中国烹饪大师；2019年被命名2019上海市工匠。

健康感悟：健康不在于年龄，年轻人也要注重健康养生。善于养生保健的人，青春就会放慢脚步，养成好的习惯是储存健康，放纵不良习惯是透支生命，借口腾不出时间去健身的人，迟早会腾出时间看病。要有健康的身体，应该从一点一滴做起，不偏食，不厌食，不挑食，并且要做到每天或每周体育锻炼，还要多喝水，多吃水果。

冯玉麒

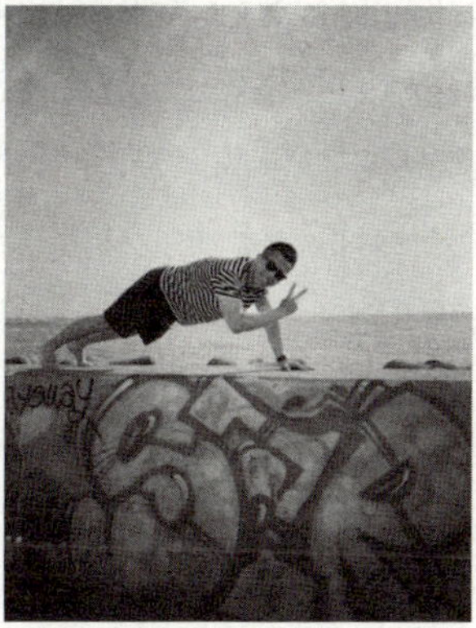 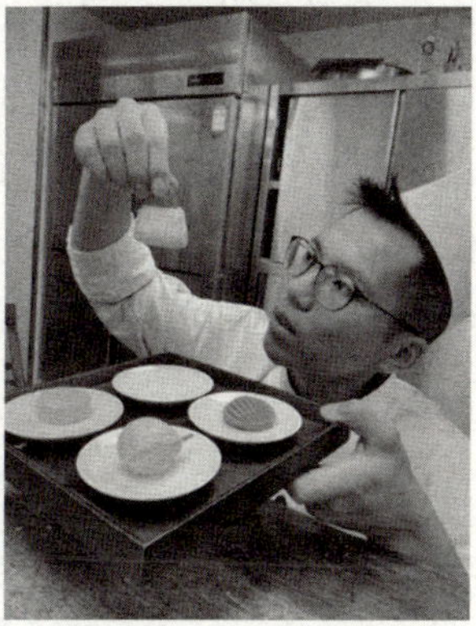

姓名：冯玉麒

性别：男

出生年月：1988 年 1 月

籍贯：浙江

工作单位：上海绿波廊酒楼

工作岗位：点心部主管

职业资格：高级技师

工作经历： 2008 年 7 月至今，上海绿波廊酒楼任职。

获奖经历： 2019 年 10 月被上海市餐饮行业协会评为上海餐饮业技术标兵；2018 年 10 月被上海市餐饮烹饪行业协会评为上海市迎进博餐饮服务技能大赛一等奖；2017 年 12 月获上海市商业联合会“上海商业技术能手”称号；2011 年 7 月被第四届全国中餐技能

创新大赛组委会授予第四届全国中餐技能创新大赛面点项目比赛特金奖；2012 年被世界中国烹饪联合会授予第七届中国烹饪世界大赛个人赛最佳面点金奖；上海市青年岗位能手。

健康感悟：青春年华无限美，健康健身伴我行。我渴望阳光，我追求健康，体育锻炼成为我生活的重要组成部分，健身、划船、潜水、游泳、跑步、乒乓球……都已成为我生活的“标配”。积极的锻炼，让我有了许多志同道合的朋友；健康的体魄，让我工作更有干劲，思维更敏捷，在平凡的岗位上更出彩靓丽。

郭　倩

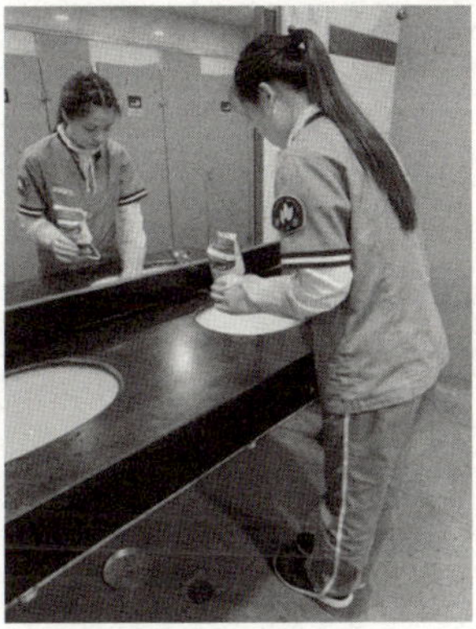

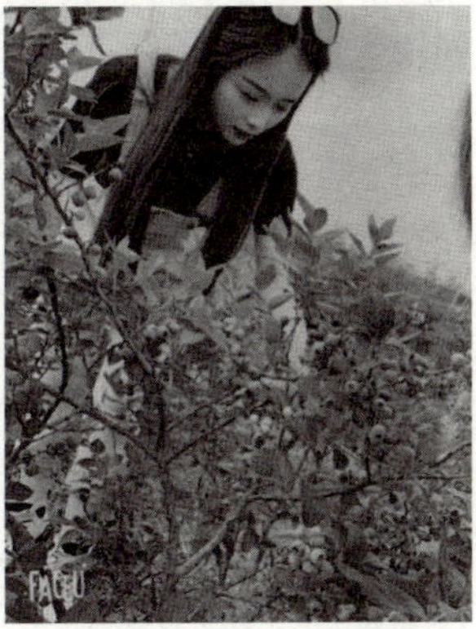

姓名：郭倩

性别：女

出生年月：1990 年 7 月

学历：初中

籍贯：河南

任职单位：上海路吉环境工程发展有限公司

工作岗位：公厕保洁员

工作经历：2014 年 11 月—2015 年 4 月上海肯德基任收银员，2015 年 5 月起进入上海路吉环境工程发展有限公司公厕做保洁员。

获奖经历：上海路吉环境工程发展有限公司 2017 年度劳动竞赛第二名、2018 年度劳动竞赛第三名。

健康感悟：老家有一亲戚，虽然家底殷实，但患有“脑卒中”“三高”等疾病，平时只顾打工挣钱，不注重保养身体，最后年方五十就去世了。由此而感悟，健康好比数字1，财富、事业等都是0，只有稳住了1，才有后面无数的0，反之则一无所有。善待和珍惜自己的身体，因为“零件”不好配，有钱不一定有“货”。

刘玉文

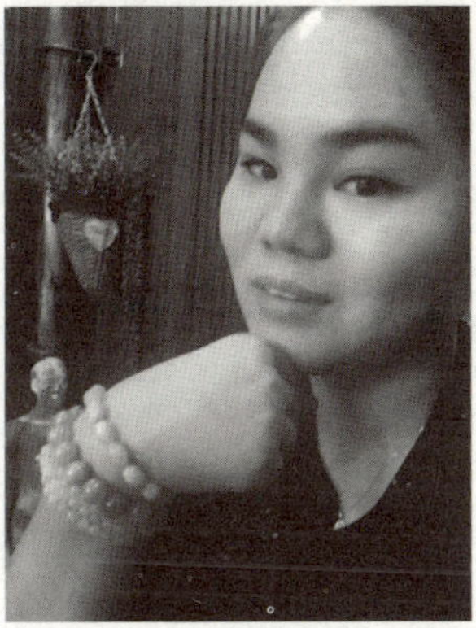 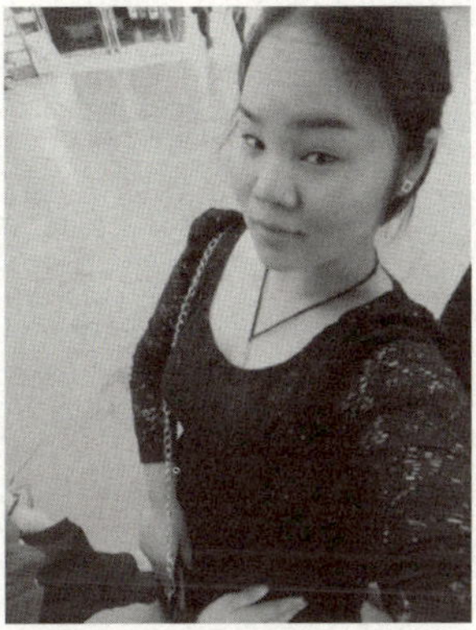

姓名：刘玉文

性别：女

出生日期：1993 年 3 月

学历：高中

籍贯：河南

任职单位：上海名尚造型护肤有限公司

工作岗位：美容主管

工作经历：上海名尚美容美发有限公司从业 8 年。

获奖经历：名尚“优秀员工”。

健康感悟：智者的声音是愚者的方向，无法放弃过去的无知，就无法走进智慧的殿堂。对待健康，偏见比无知更可怕。最好的医生是自己，最好的药物是时间，最好的运动是步行，最好的心情是宁静，最好的保健是笑容！让健康生活常伴左右！

王春梅

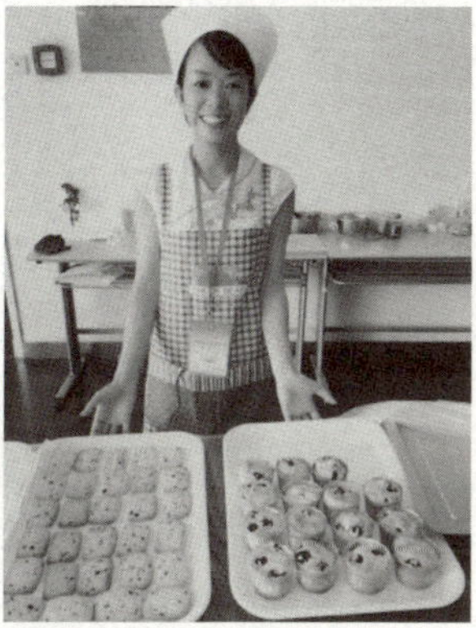

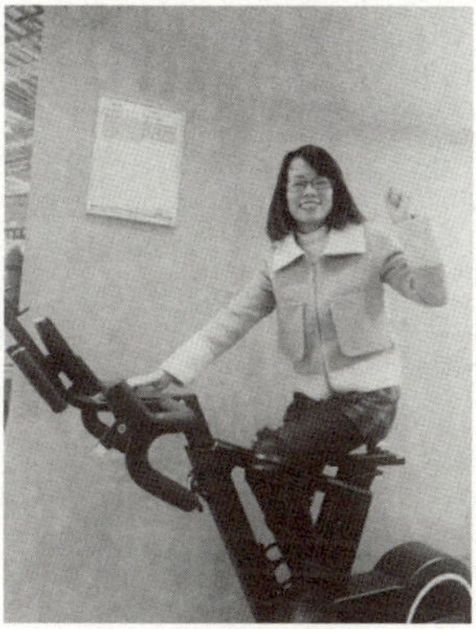

姓名：王春梅

性别：女

出生年月：1979 年 2 月

学历：本科

任职单位：上海快帮信息咨询有限公司

工作岗位：业务经理

工作经历：在家政服务行业从业 13 年。

获奖经历：2018 年荣获上海“开大杯”技能竞赛三等奖，2018 年春被评为上海家政金牌服务前十佳。

健康感悟：由于长年从事家政工作，每天与各种各样的人打交通，偶尔也有郁闷的时候。2016 年时突然觉得腹痛，去医院检查才发现卵巢囊肿 10 厘米，不得已做了手术。住院近一个月，医生叮嘱一定要保持心情好。这段经历使我认识到，一个合格的健康使者需要具备身体健康、文化健康和心理健康，这三点缺一不可。要养成良好的健康行为习惯，始终保持健康使者的本色，让健康常伴我们身边。

附　录

蓝领健康服务信息

附 1：上海市从业人员预防性健康体检机构

医疗机构名称	所属区县	体检地址	联系电话
上海市黄浦区蓬莱门诊部（黄浦区体检站）	黄浦区	南车站路 501 号	63211044
上海市黄浦区南京东路街道社区卫生服务中心	黄浦区	成都北路 290 号	63593278
上海市黄浦区中西医结合医院	黄浦区	黄家路 163 号	63774871
上海交通大学医学院附属上海第九人民医院（黄浦分院）	黄浦区	普育东路 58 号门诊楼 5 楼	23308990 转 8907
上海市徐汇区大华医院	徐汇区	老沪闵路 901 号	64538538
上海市徐汇区中心医院	徐汇区	淮海中路 966 号 1 号楼 6 楼	18821145546
上海市徐汇区虹梅街道社区卫生服务中心	徐汇区	虹梅路 1501 号	54484773-8117
上海市第八人民医院	徐汇区	漕宝路 8 号	34284588 转 5034
上海市同仁医院	长宁区	愚园路 749 弄 22 号同仁医院	62527567
上海市长宁区天山路街道社区卫生服务中心	长宁区	天山四村 122 号 2 号 2 楼体检室	62713005
上海市光华中西医结合医院	长宁区	延安西路 1474 号门诊楼 11 楼	62805833-8343
民航上海医院	长宁区	红宝石路 398 号 B 栋九楼健康体检中心	51530200 转 8018
上海市长宁区江苏街道社区卫生服务中心	长宁区	愚园路 744 弄 1 号	62286001
上海市长宁区新华街道社区卫生服务中心	长宁区	华山路 1467 号	62815450

（续表）

医疗机构名称	所属区县	体检地址	联系电话
上海市长宁区程家桥街道社区卫生服务中心	长宁区	虹井路 996 号	62685269
上海市静安区市北医院	静安区	共和新路 4500 号	36538670
上海市静安区妇幼保健所	静安区	共和新路 1873 弄 4 号	56382867
上海市静安区南京西路街道社区卫生服务中心	静安区	成都北路 165 号	63182117
上海市化工职业病防治院	静安区	成都北路 369 号	62672200
上海市静安区北站医院	静安区	南星路 29 号 2 号楼 5 楼	63549199 转 8628
上海市静安区中心医院	静安区	西康路 266 号 1 楼体检部	62790767
上海市同济医院	普陀区	普陀区志丹路 201 号	66111679
上海九洲医院	普陀区	真南路 685 号	66266666
上海宏康医院	普陀区	大渡河路 1933 号	52815512
上海市普陀区中心医院	普陀区	兰溪路 164 号 8 号楼 1 楼	22233222-54101
上海市普陀区人民医院	普陀区	普陀区江宁路 1291 号一号楼 1 楼	32274550
上海市普陀区利群医院	普陀区	桃浦路 910 号	52780030
上海天佑医院	普陀区	真南路 528 号	55609995
上海市中西医结合医院	虹口区	保定路 230 号体检中心	65415910
上海市虹口区江湾医院	虹口区	四川北路 1878 号	65429461
上海市杨浦区五角场街道社区卫生服务中心	杨浦区	纪念路 100 号	55396269
上海市杨浦区中心医院	杨浦区	河间路 1015 号	65430987
上海市肺科医院	杨浦区	政民路 507 号	65115006-2175

（续表）

医疗机构名称	所属区县	体检地址	联系电话
上海市杨浦区殷行社区卫生服务中心	杨浦区	包头路 959 号	55570035
上海市闵行区浦江社区卫生服务中心	闵行区	浦江镇浦连路 383 号	34793218
上海市闵行区中心医院	闵行区	莘松路 170 号	64923400
上海市闵行区中医医院	闵行区	合川路 3071 号 1 号楼 7 楼	51876888 转 7128 或 7130
上海市闵行区龙柏社区卫生服务中心	闵行区	航东路 608 号	64205388
上海虹桥医院	闵行区	虹梅路 2181 号	64012911
上海市闵行区莘庄社区卫生服务中心	闵行区	莘建路 115 号	64988867
上海古美医院	闵行区	古美路 1388 号	64957919
上海市闵行区江川社区卫生服务中心	闵行区	兰坪路 48-1 临	24209673
上海市闵行区马桥社区卫生服务中心	闵行区	银春路 2030 号	64092078 或 64099120 转 8013
上海市奉贤区奉城医院	闵行区	浦江镇江文路 681 号	64110433
上海市闵行区华漕社区卫生服务中心	闵行区	华漕镇保乐路 2 号	62211540-8871
上海市闵行区古美社区卫生服务中心	闵行区	龙茗路 668 号	54165659
上海京汇医院	闵行区	徐泾镇京华路 59 号	69761225
上海市闵行区新虹社区卫生服务中心	闵行区	申滨路 618 号	54339992
上海同康医院	闵行区	双柏路 888 号	18121275001

（续表）

医疗机构名称	所属区县	体检地址	联系电话
上海市闵行区梅陇社区卫生服务中心	闵行区	梅陇镇景彩路 100 号	64103955
上海市闵行区虹桥社区卫生服务中心	闵行区	万源路 2439 号	54728318-6224
上海华泰医院	闵行区	华漕镇纪翟路 1688 号	54470111-8008
上海市闵行区吴泾社区卫生服务中心	闵行区	剑川路 100 弄 43 号	54600177
上海市闵行区颛桥社区卫生服务中心	闵行区	颛兴路 122 号 4 楼体检科	64890026-826；64892935-826
上海市第一人民医院宝山分院	宝山区	牡丹江路 218 号	56162417
上海交通大学医学院附属第九人民医院	宝山区	漠河路 280 号	56690031
上海中冶医院	宝山区	月浦镇春雷路 456 号	56191201
上海市宝山区罗店医院	宝山区	罗店镇罗溪路 121 号	66861212
上海市宝山区中西医结合医院	宝山区	友谊支路 301 号	66785120
上海市宝山区大场医院	宝山区	环镇北路 1058 号	66893737
上海市宝山区仁和医院	宝山区	长江西路 1999 号	56731199
上海市嘉定区嘉定镇街道社区卫生服务中心	嘉定区	北大街 128 号	69530621
上海市嘉定区中医医院	嘉定区	博乐路 222 号	39921615
上海嘉华医院	嘉定区	清河路 450 号	69916666
上海市嘉定区南翔医院	嘉定区	南翔镇众仁路 495 号	31273785
上海市嘉定区安亭镇黄渡社区卫生服务中心	嘉定区	安亭镇黄渡新黄路 10 号	59597873
上海嘉园医院	嘉定区	安亭镇新源路 941 号	69570033
上海市嘉定区外冈镇社区卫生服务中心	嘉定区	外冈镇祁昌路 355 号	59586592

（续表）

医疗机构名称	所属区县	体检地址	联系电话
上海海华医院	嘉定区	江桥镇海波路 358 号	60832999
上海欣安医院	嘉定区	安亭镇宝安公路 4539 号	59508819
上海市嘉定区菊园新区社区卫生服务中心	嘉定区	菊园新区平城路 785 号	69991507
上海市嘉定区安亭医院	嘉定区	安亭镇昌吉路 204 号	59569019
上海安平医院	浦东新区	川沙路 4425 弄 8 号	68393722
上海市浦东新区公利医院	浦东新区	巨野路 207 号	58858730
上海长航医院	浦东新区	崂山路 523 号	58354870
上海江东医院	浦东新区	金桥路 300 号	50349666
上海市外高桥保税区医疗保健中心	浦东新区	台北西路 205 号（近自贸区新海关五号门）	50462809
上海市浦东新区周浦医院	浦东新区	周浦镇周园路 1500 号	68135590
上海市浦东新区浦南医院	浦东新区	浦东南路 2400 号	20302269
上海市浦东新区人民医院	浦东新区	川环南路 490 号	20509000
上海新侨医院	浦东新区	季景路 9 号	58627066
上海安达医院	浦东新区	沪南路 468 号	58918622
上海沪东医院	浦东新区	博兴路 95 号	58507060
上海金高中西医结合医院	浦东新区	金高路 1115 号	68682008
上海尚德医院	浦东新区	川沙路 1295 号	50681999
上海市浦东新区光明中医医院	浦东新区	惠南镇东门大街 43 号	68012175
上海惠元医院	浦东新区	秀浦路 2500 弄 4 号楼	61183789
上海御康医院	浦东新区	沪南公路 2441 弄 1 号	68932959
上海市第七人民医院	浦东新区	高桥镇大同路 358 号	58670561-6407
上海国龙医院	浦东新区	周浦镇川周公路 4128 号	38770590

（续表）

医疗机构名称	所属区县	体检地址	联系电话
上海市浦东医院	浦东新区	惠南镇拱为路 2800 号	68035001
上海市金山区亭林医院	金山区	亭林镇松金公路 5265 号	57231505
上海市金山区金山卫镇社区卫生服务中心	金山区	西静路 367 号	18930158258
上海金山工业区社区卫生服务中心	金山区	亭卫公路 6668 号	57270790
上海市金山区山阳镇社区卫生服务中心	金山区	向阳西路 88 号	57241224
上海市金山区朱泾社区卫生服务中心	金山区	朱泾镇罗星南路 608 号	57326668
上海市金山区漕泾镇社区卫生服务中心	金山区	漕泾镇中一东路 99 号	57255808
上海市第五康复医院	松江区	乐都路 279 号	57722329
上海市松江区中山街道社区卫生服务中心	松江区	施惠路 451 号	57786088
上海市松江区石湖荡镇社区卫生服务中心	松江区	石湖荡镇石湖新路 99 号	57653548
上海市松江区永丰街道社区卫生服务中心	松江区	荣乐西路 1039 号	57825909
上海市松江区新桥镇社区卫生服务中心	松江区	新桥镇新南街 268 号	57647646
上海市松江区车墩镇社区卫生服务中心	松江区	车墩镇虬长路 168 号	57600844
上海市青浦区赵巷镇社区卫生服务中心	青浦区	赵巷镇巷居路 289 号	59754995
上海市青浦区盈浦街道社区卫生服务中心	青浦区	盈福路 50 号	60441760

（续表）

医疗机构名称	所属区县	体检地址	联系电话
上海市青浦区朱家角镇社区卫生服务中心	青浦区	朱家角镇沈巷曲池路39号	59831215858
上海同德医院	青浦区	盈港路1006号	69220999
上海市青浦区练塘镇社区卫生服务中心	青浦区	练塘镇朱枫公路3619号	59255424
上海青城医院	青浦区	盈港路468号	69725010
复旦大学附属中山医院青浦分院	青浦区	中山医院门诊1号楼东面5楼	69719190-1411
上海市奉贤区古华医院	奉贤区	南桥镇南奉公路9220号	57184995
上海奉浦医院	奉贤区	南桥镇环城东路1148号	57426666
上海奉爱医院	奉贤区	奉城镇城大路182号	57525555
上海市崇明区三星镇社区卫生服务中心	崇明区	三星镇宏海公路4235号	59601074
上海市崇明区新海镇社区卫生服务中心	崇明区	新海镇北沿公路3338号	59655127
上海市崇明区庙镇社区卫生服务中心	崇明区	宏海公路112号	69360024
上海市崇明区陈家镇社区卫生服务中心	崇明区	陈家镇陈彷公路250号	59438734
上海市崇明区长兴镇社区卫生服务中心	崇明区	长兴镇凤南路59号	56850995-8060

附 2：上海市医疗机构发热门诊

区	医疗机构名称	地址	电话
黄浦区	上海交通大学医学院附属第九人民医院	制造局路 639 号	23271699
	上海交通大学医学院附属第九人民医院黄浦分院	普育东路 58 号	23308990
	上海交通大学医学院附属瑞金医院	瑞金二路 197 号	64370045
	海军军医大学第二附属医院	凤阳路 415 号	81886319
	上海交通大学医学院附属瑞金医院卢湾分院	重庆南路 149 号	63864050
徐汇区	复旦大学附属中山医院	枫林路 180 号（发热门诊在医学院路 130 号）	64041990
	上海市第六人民医院	宜山路 600 号	64369181
	上海中医药大学附属龙华医院	宛平南路 725 号	64385700
	上海市徐汇区大华医院	老沪闵路 901 号	64535555
	上海市徐汇区中心医院	淮海中路 966 号	31270810
	上海市第八人民医院	漕宝路 8 号	34284588
静安区	复旦大学附属华山医院	乌鲁木齐中路 12 号	62489999
	华东医院	延安西路 221 号	62483180
	上海市静安区中心医院	西康路 259 号	61578000
	上海市中医医院	芷江中路 274 号	56639828
	上海市第十人民医院	延长中路 301 号	66302515
	上海市儿童医院北京西路院区	北京西路 1400 弄 24 号	62473105
	上海市静安区闸北中心医院	中华新路 619 号	56628584-2606
	上海市静安区市北医院	共和新路 4500 号	36538780
长宁区	上海市同仁医院	仙霞路 1111 号	52039999
	上海市长宁区天山中医医院	娄山关路 868 号	62418056

（续表）

区	医疗机构名称	地址	电话
长宁区	上海电力医院	延安西路 937 号	22139000
	海军第九〇五医院	华山路 1328 号	81818107
	上海市长宁区北新泾街道社区卫生服务中心	北渔路 111 号	62384828
普陀区	上海市儿童医院	泸定路 355 号	52976001
	上海市普陀区中心医院	兰溪路 164 号	22233222
	上海市同济医院	新村路 389 号	56051080
	上海市普陀区利群医院	桃浦路 910 号	52780030
	上海市普陀区人民医院	江宁路 1291 号	32274550
虹口区	上海市第一人民医院	武进路 85 号	63240090-5122
	上海中医药大学附属岳阳中西医结合医院	甘河路 110 号	65161782
	上海市中西医结合医院	保定路 230 号	65415910
	上海市第四人民医院（改建中，暂停接诊）	三门路 1279 号	56663031
	上海市虹口区江湾医院	四川北路 1878 号	65422593-2214
杨浦区	上海市肺科医院	政民路 507 号	65115006
	上海交通大学医学院附属新华医院	控江路 1665 号	25078999-6730
	海军军医大学第一附属医院	长海路 168 号	31166666
	上海市杨浦区中心医院	松花江路 3 号；腾越路 450 号（<14 岁儿童）	55827717；65690520-413
	上海市杨浦区控江医院	双阳路 480 号	65434597-8074
	上海市杨浦区市东医院	市光路 999 号	25066666
闵行区	上海市第五人民医院	瑞丽路 128 号	24289435
	上海交通大学医学院附属仁济医院南院	江月路 2000 号	34506150

（续表）

区	医疗机构名称	地址	电话
闵行区	复旦大学附属儿科医院	万源路 399 号	64931990
	上海市闵行区中心医院	莘凌路 39 号	64923400
	闵行区中西医结合医院	剑川路 155 号	64500999
	上海市闵行区华漕社区卫生服务中心	华漕镇诸翟保乐路 2 号	62211540
	上海市闵行区浦江社区卫生服务中心	浦江镇江文路 681 号	18918963851
	上海市闵行区七宝社区卫生服务中心	七宝镇富强街 94 号	64781051
宝山区	上海交通大学医学院附属第九人民医院（北部）	漠河路 280 号	56691101
	复旦大学附属华山医院北院	陆翔路 108 号	66895999
	上海市宝山区中西医结合医院	友谊路 181 号	56601100
	上海市宝山区罗店医院	罗店镇罗溪路 121 号	66861212-5115
	上海市宝山区大场医院	环镇北路 1058 号	66893999
	上海中冶医院	春雷路 456 号	56647585-8256
	上海市宝山区吴淞中心医院	同泰北路 101 号	56162417
	上海市宝山区仁和医院	长江西路 1999 号	56731199-5232
	上海市宝山区罗泾镇社区卫生服务中心	潘沪路 28 号	56871185
浦东新区	上海交通大学医学院附属仁济医院	浦建路 160 号	58752345
	上海市第六人民医院东院	南汇新城环湖西三路 222 号	38297000
	上海市第七人民医院	高桥镇大同路 358 号	58670561
	上海交通大学医学院附属上海儿童医学中心	东方路 1678 号	58815377

（续表）

区	医疗机构名称	地址	电话
浦东新区	上海市东方医院	即墨路 150 号	38804518
	上海市东方医院（南院）	云台路 1800 号	38804518
	上海中医药大学附属曙光医院	张衡路 528 号	51328888
	上海市浦东新区公利医院	苗圃路 219 号	58858730
	上海市浦东新区人民医院	川沙镇川环南路 490 号	20509000
	上海市浦东新区浦南医院	浦东南路 2400 号	20302251
	上海市浦东医院	惠南镇拱为路 2800 号	68035001
	上海市浦东新区周浦医院	周浦镇周园路 1500 号	68135590
	上海市浦东新区三林社区卫生服务中心	三林路 375 号	58410311
	上海市浦东新区机场社区卫生服务中心	川南奉公路 3385 号	68961406
	上海市浦东新区祝桥社区卫生服务中心	祝桥镇川南奉公路 5009 号	58102150
	上海市浦东新区大团社区卫生服务中心	大团镇永定南路 169 号	58082059
	上海市浦东新区航头社区卫生服务中心	航头镇沪南公路 5395 号	58228567
	上海市浦东新区泥城社区卫生服务中心	泥城镇云汉路 588 号	58072536
嘉定区	上海交通大学医学院附属瑞金医院（北部院区）	希望路 999 号	67888999
	上海市嘉定区安亭医院（改建中，暂停接诊）	安亭镇和静路 1060 号	59579914
	上海市嘉定区中心医院	城北路 1 号	69987557
	上海市嘉定区江桥医院	黄家花园路 800 号	67339351
	上海市嘉定区南翔医院	南翔镇众仁路 495 号	31273770-8828

（续表）

区	医疗机构名称	地址	电话
嘉定区	上海市嘉定区华亭社区卫生服务中心	嘉行公路 3285 号	59950252
金山区	上海市公共卫生临床中心	漕廊公路 2901 号	37990333
	复旦大学附属金山医院	龙航路 1508 号	34189990
	上海市金山区亭林医院	亭林镇寺平北路 80 号	18918723358
	上海市第六人民医院金山分院	朱泾镇健康路 147 号	57314722
	上海市金山区中西医结合医院	枫泾镇白牛路 219 号	13391009767
松江区	上海市第一人民医院	新松江路 650 号	37798457
	上海市松江区泗泾医院	泗泾镇泗通路 389 号	57610547-3207
	上海市松江区方塔中医医院	中山东路 39 号	67839138
	上海市松江区中心医院	中山中路 746 号	67720947
	上海市松江区九亭医院	九亭镇九新公路 155 号	57635959-1030
	上海市松江区九亭镇社区卫生服务中心	九亭镇易富路 128 号	57633805
	上海市松江区泖港镇社区卫生服务中心	泖港镇新宾路 436 号	57863443
	上海市松江区小昆山镇社区卫生服务中心	松江区文翔路 6300 号	57767810
	上海市松江区佘山镇社区卫生服务中心	佘山镇佘新路 18 号	57658654
	上海市松江区新桥镇社区卫生服务中心	新桥镇新南路 825 号	67686201-8085
	上海市松江区新浜镇社区卫生服务中心	新浜镇共青路 1237 号	57890326
	上海市松江区叶榭镇社区卫生服务中心	松江区叶权路 210 号	57803955-155
奉贤区	上海市奉贤区中心医院	南桥镇南奉公路 6600 号	57412830
	上海市奉贤区奉城医院	川南奉公路 9983 号	57522565

（续表）

区	医疗机构名称	地址	电话
奉贤区	上海市奉贤区精神卫生中心	奉炮公路 1180 弄 1 号	57120995
	上海市奉贤区南桥镇西渡社区卫生服务中心	南桥镇西渡社区吴塘路 480 号	57434321
	上海市奉贤区庄行镇社区卫生服务中心	庄行镇南亭公路 3073 号	57467995
	上海市奉贤区金汇镇泰日社区卫生服务中心	金汇镇泰日社区泰青路 356 号	57584799
	上海市奉贤区四团镇社区卫生服务中心	四团镇天鹏路 48 号	57533457
	上海市奉贤区青村镇社区卫生服务中心	青村镇青村南路 182 号	57565599
	上海市奉贤区奉城镇社区卫生服务中心	奉城镇洪庙洪运路 11 号	57133491；57131233
	上海市奉贤区海湾镇社区卫生服务中心	海农公路 1438 号	57501487；57503325
青浦区	复旦大学附属中山医院青浦分院	公园东路 1158 号	69719190-4001
	上海市青浦区朱家角人民医院	朱家角镇石家浜东路 99 号	59232003
	上海市青浦区香花桥街道社区卫生服务中心	大盈社区新桥路 1195 弄 1 号	59221289
	上海市青浦区金泽镇社区卫生服务中心	金泽镇培育路 271 号	59261106-8061
	上海市青浦区练塘镇社区卫生服务中心	练塘镇朱枫公路 3619 号	59256110-8061
	上海市青浦区华新镇社区卫生服务中心	华新镇华志路 800 号	59797552-8083
崇明区	上海交通大学医学院附属新华医院崇明分院	城桥镇南门路 25 号	69691257
	上海市第十人民医院崇明分院	堡镇镇向阳东路 66 号	59410409

（续表）

区	医疗机构名称	地址	电话
崇明区	上海市崇明区第三人民医院	庙镇镇为民街 24 号	59361194
	上海市崇明区三星镇社区卫生服务中心	宏海公路 4235 号	59601074；59601731
	上海市崇明区中兴镇社区卫生服务中心	陈彷公路 2490 号	69445321
	上海市崇明区新河镇社区卫生服务中心	新河镇康复路 219 号	59681559；59682470
	上海市崇明区东平镇社区卫生服务中心	东平镇平悦路 550 号	59666610
	上海市崇明区新海镇社区卫生服务中心	新海镇北沿公路 3338 号	59655128
	上海市崇明区横沙乡社区卫生服务中心	横沙乡民东路 1573 号	56890396-8028
	上海市崇明区长兴镇社区卫生服务中心	长兴镇丰南路 59 号	56850995；56851895

附 3：上海市结核病定点医疗机构

编号	区划	结核病定点医疗机构	科室	地址	联系电话
1	市级	上海市肺科医院	结核科	政民路 507 号	65115006
2		上海市公共卫生临床中心	结核科	金山总部：漕廊公路 2901 号；水电路门诊：虹口区同心路 921 号	37990333-2375
3		瑞金医院	呼吸科	瑞金二路 197 号	64370045
4		华山医院	感染科	乌鲁木齐中路 12 号	52889999-8262
5	徐汇	徐汇区中心医院	感染科结防门诊	淮海中路 966 号	31270810-63035；18821146140
6		解放军第 905 医院	肺科门诊、病房	沪闵路 9585 号	门诊 81817070，病房 81817072
7	长宁	上海市同仁医院仙霞路院区	肺科门诊	仙霞路 1111 号	52039999-75206
8	静安	静安区市北医院	肺科门诊	闻喜路 1152 号	66391218
9	普陀	普陀区中心医院	肺科门诊	兰溪路 164 号	22233222-59118
10	虹口	上海市中西医结合医院	结核门诊	保定路 230 号	65415910 转 5703
11	杨浦	杨浦区中心医院安图分部	肺科门诊	安图路 56 号	55820695
12	宝山	复旦大学附属中山医院吴淞医院	结核门诊	同泰北路 101 号	56162417-5626
13	闵行	闵行区中西医结合医院	肺科	剑川路 155 号	52216098

（续表）

编号	区划	结核病定点医疗机构	科室	地址	联系电话
14	闵行	闵行区中心医院	感染科（结核门诊）	莘凌路 39 号	64923400-1920
15		上海市第五人民医院	感染科（结核门诊）	瑞丽路 128 号	24289425
16		上海市精神卫生中心（闵行院区）	临床十一科	沪闵路 3210 号	52219055
17	嘉定	嘉定区中心医院	肺科门诊	城北路 1 号	69987008-3330
18		瑞金医院北院	肺结核专病门诊	希望路 999 号	67888210
19	浦东	东方医院	肺科门诊	即墨路 150 号	61569806
20		浦南医院	肺科门诊	临沂路 279 号	20302418
21		第七人民医院	肺科门诊	大同路 358 号	58670561-6526
22		公利医院	肺科门诊	洋泾苗圃路 219 号	58858730-5287
23		浦东新区人民医院	肺科门诊	川沙川环南路 490 号	20509107
24		浦东新区肺科医院	肺科门诊、病房	龚路镇秦家港路 1569 号	58566852
25		南华医院	肺科门诊、病房	惠南镇北门路 71 号	58022319
26	奉贤	奉贤区古华医院	肺科	南桥镇南奉公路 9220 号	57100247
27	松江	松江区中心医院	感染科（肺科）门诊	中山中路 748 号	67721959
28	金山	上海市第六人民医院金山分院	结核门诊	朱泾镇健康路 147 号	57314722

（续表）

编号	区划	结核病定点医疗机构	科室	地址	联系电话
29	青浦	中山医院青浦分院	感染科（肺结核门诊）	公园东路 1158 号	69719190-6202
30	崇明	崇明区传染病医院	肺科门诊	利民路 518 号	69623245
31	黄浦	原黄浦区中心医院和市二医院已合并为上海交通大学医学院附属第九人民医院黄浦分院。因结核病检测实验室改建，2019 年结核病门诊停诊。			

附 4：上海市犬伤门诊基本信息

区	机构全称	单位地址	服务时间	联系电话
黄浦	第九人民医院黄浦分院	普育东路 58 号	24 小时	23308990-1105
徐汇	上海徐汇区中心医院	淮海中路 966 号	24 小时	31270810
徐汇	上海嘉会国际医院	桂平路 689 号	接种外籍人员，24 小时	4008683000
长宁	天山中医医院	娄山关路 868 号	24 小时	62418056-8109
长宁	上海和睦家医院	平塘路 699 号	24 小时	22163999
静安	静安区中心医院	西康路 259 号	24 小时	61578000-8080；61578080
静安	静安区闸北中心医院	中华新路 619 号	24 小时	56628584
普陀	普陀区中心医院犬伤门诊	兰溪路 164 号	24 小时	22233222-56215
虹口	上海市第四人民医院	三门路 1279 号	24 小时	55603999-3925/3926
杨浦	杨浦区中心医院	腾越路 450 号	24 小时	65690520-239
闵行	闵行区中心医院犬伤门诊	莘凌路 39 号	24 小时	64923400
宝山	宝山区中西医结合医院	友谊路 181 号	24 小时	56601100-300
宝山	宝山区仁和医院	长江西路 1999 号	24 小时	56731199-1115
宝山	罗店医院	永顺路 88 号	24 小时	66861212-3110
嘉定	嘉定区中医医院	嘉定镇博乐路 222 号	24 小时	39922057
嘉定	嘉定区南翔医院	南翔镇众仁路 495 号	24 小时	31273770-8254
浦东	上海市第七人民医院	大同路 358 号	24 小时	58670561；4008118177
浦东	浦东新区人民医院	川环南路 490 号	24 小时	20509000-2313

（续表）

区	机构全称	单位地址	服务时间	联系电话
浦东	上海市浦东新区浦南医院	临沂路 279 号	24 小时	20302000-7144
浦东	上海市浦东新区周浦医院	周园路 1500 号	24 小时	68135590-2128
310115 浦东	上海市浦东医院	拱为路 2800 号	24 小时	8:00—16:30 68035978；16:30—次日 8:00 及周末 68035501
金山	上海市第六人民医院金山分院	健康路 147 号	24 小时	57334387
金山	复旦大学附属金山医院	龙航路 1508 号	24 小时	34189990-5390
松江	松江区中心医院	中山中路 748 号	24 小时	67720001-1166
松江	松江区九亭医院	九新公路 155 号	24 小时	57635959-1009
青浦	复旦大学附属中山医院青浦分院	公园东路 1158 号	24 小时	69719190-7103
奉贤	奉贤区中医医院	南奉公路 9588 号	24 小时	57420861-8034
奉贤	奉贤区奉城医院	川南奉公路 9983 号	24 小时	57521045
崇明	崇明区第三人民医院	为民街 24 号	24 小时	59361641-8088
崇明	新华医院崇明分院	南门路 25 号	24 小时	69692701
崇明	上海市第十人民医院崇明分院	向阳东路 66 号	24 小时	59418281
崇明	长兴社区卫生服务中心	凤南路 59 号	24 小时	56851495
崇明	横沙社区卫生服务中心	民东路 1573 号	24 小时	56890395

附 5：上海市医疗急救机构

编号	行政区划	机构名称	地址	联系电话（办公室）	邮编
1	徐汇区	上海市医疗急救中心	宜山路 638 号	24027648	200233
2	浦东新区	上海市浦东新区医疗急救中心	红枫路 515 号	50305784	201206
3	宝山区	上海市宝山区医疗急救中心	宝山村马泾桥三村 10 号	33796376	201901
4	闵行区	上海市闵行区医疗急救中心	友东路 358 号	54176318	201199
5	嘉定区	上海市嘉定区医疗急救中心	徐行镇新建一路 2151 号	67072288	201808
6	松江区	上海市松江区医疗急救中心	文诚路 801 号	67730883	201620
7	青浦区	上海市青浦区医疗急救中心	华科路 550 弄 1 号	69719910	201700
8	崇明区	上海市崇明区医疗急救中心	城桥镇大陈路 28 号	59616163	202150
9	奉贤区	上海市奉贤区医疗救护站	南桥镇沪杭公路 2183 号	57107207	201499
10	金山区	上海市金山区医疗救护站	金一东路 439 号	57327400	200540

附 6：上海市职业病诊断机构

序号	单位名称	地址	批准项目	电话
1	上海市化工职业病防治院	成都北路369号	职业性眼病，职业性肿瘤，职业性耳鼻喉口腔疾病，尘肺，其他职业病，物理因素所致职业病，职业中毒，职业性皮肤病	62672200-职业病科
2	复旦大学附属华山医院	乌鲁木齐中路12号	职业性化学中毒，物理因素所致职业病，职业性耳鼻喉口腔疾病，职业性肿瘤，其他职业病	52889999-职业病科；52888291
3	上海市第四人民医院	三门路1279号门诊6楼	职业性化学中毒，物理因素所致职业病，职业性皮肤病，职业性眼病，职业性耳鼻喉口腔疾病	C区职业病科55603840
4	上海放射医学专科门诊部	斜土路2094号	职业性放射性疾病	64048043
5	上海市皮肤病医院	上海市保德路1278号	职业性皮肤病	61833030
6	复旦大学附属金山医院	上海市龙航路1508号	职业性化学中毒，职业性耳鼻喉口腔疾病，职业性眼病，职业性肿瘤，职业性皮肤病，物理因素所致职业病，职业性主肺病及其他呼吸系统疾病，其他职业病	34189990-5275
7	上海市肺科医院（上海市职业病防治院）	政民路507号、沽源路229号	职业性尘肺病及其他呼吸系统疾病，职业性传染病，物理因素所致职业病，职业性皮肤病，职业性眼病，职业性耳鼻喉口腔疾病，职业性肿瘤，其他职业病，职业性放射性疾病，职业性化学中毒	65115006-1019
8	上海市杨浦区中心医院	腾越路450号/江浦路549号	职业性尘肺病及其他呼吸系统疾病，职业性传染病，物理因素所致职业病，职业性眼病，职业性耳鼻喉口腔疾病，职业性肿瘤，其他职业病，职业性皮肤病，职业性化学中毒	65690520

附 7：经许可开展婚前医学检查的医疗机构

机构名称	地址	服务时间	电话	服务内容
黄浦区妇幼保健所	江西中路 246 号	周一至周六全天，周四下午除外	63022673	社会婚检
徐汇区妇幼保健所	南宁路 999 号 2 号楼 2 楼	周一至周六全天	64320576	社会婚检
静安区妇幼保健所	秣陵路 80 号二楼	周一、三、四、六全天，周五上午	32031069	社会婚检
虹口区妇幼保健所	巴林路 76 号	周一至周六全天	65547020-2100	社会婚检
长宁区妇幼保健院	愚园路 749 弄 22 号体检部二楼	周六全天	62280971	社会婚检
普陀区妇婴保健院	曹杨路 510 号 8 楼	周一至周四及周六全天	62441118-6001	社会婚检
杨浦区妇幼保健所	江浦路 667 号 D 楼	周一至周四及周六全天，周五下午	25017782	社会婚检
宝山区妇幼保健所	樟岭路 2 号	周一至周六全天	56604651	社会婚检
闵行区妇幼保健院	七莘路 750 号 2 楼	周一下午，周二至周五全天，周六上午	64923325	社会婚检
松江区妇幼保健院	乐都西路 867-871 号 2 号楼 4 楼	周一至周六全天，周四下午除外	57821194	社会婚检
青浦区妇幼保健所	青松路 300 号	周一至周五全天	69713665	社会婚检
嘉定区妇幼保健院	高台路 1216 号 E 区 2 楼	周四全天、周六 14:00 前	67070039	社会婚检
浦东新区妇幼保健所	惠南镇人民东路 3030 号 4 楼	周三全天，周五、周六上午	58022619	社会婚检
金山区妇幼保健所	朱泾镇南圩路 12 号	周一至周六全天	37330110-308	社会婚检

（续表）

机构名称	地址	服务时间	电话	服务内容
奉贤区妇幼保健所	南桥镇望园南路 1529 弄 1 号 B 楼 4 层	周一至周六全天	67137709	社会婚检
崇明区妇幼保健所	城桥镇一江山路 616 号	周一至周五全天	59622281	社会婚检
中国福利会国际和平妇幼保健院	衡山路 910 号 3 号楼 1 楼	周一至周五全天	64078219	社会婚检、涉外婚检

附 8：经许可开展节育和终止妊娠技术的医疗机构

区县	机构名称	地址	电话	邮政编码
黄浦	上海交通大学医学院附属瑞金医院	瑞金二路 197 号	64370045	200025
	上海交通大学医学院附属第九人民医院	制造局路 639 号	23271699	200011
	海军军医大学第二附属医院	凤阳路 415 号	81886999	200003
	复旦大学附属妇产科医院	方斜路 419 号	33189900	200011
	上海交通大学医学院附属瑞金医院卢湾分院	重庆南路 149 号	63864050	200020
	上海交通大学医学院附属第九人民医院黄浦分院	普育东路 58 号	23308990	200011
徐汇	上海市第六人民医院	宜山路 600 号	64369181	200233
	上海市第八人民医院	漕宝路 8 号	34284588	200235
	中国福利会国际和平妇幼保健院	衡山路 910 号	64070434	200030
	复旦大学附属中山医院	枫林路 180 号	64041990	200032
	上海美华妇儿医院	宋园路 155 号（不包含 4 楼、9 楼、3 楼手术室 1 号手术间）	31751999	200336
	上海红枫国际妇儿医院	宋园路 155 号 4 楼、9 楼、3 楼手术室 1 号手术间	32125083	200336
	上海禾新医院	钦江路 102 号	61957888	200233
	上海嘉会国际医院	桂平路 689 号	53396036	200237
	上海中医药大学附属龙华医院	宛平南路 725 号	64398401	200032
	上海市徐汇区大华医院	老沪闵路 901 号	64535555	200237
	上海市徐汇区中心医院	淮海中路 966 号	31270810	200031

（续表）

区县	机构名称	地址	电话	邮政编码
徐汇	上海仁爱医院	漕溪路 135 号	64688888	235000
	上海计生所医院	斜土路 2120、2130、2140 号	64168866	200032
静安	上海市第十人民医院	延长中路 301 号	66300588	200072
	华东医院	延安西路 221 号	62483180	200040
	上海市第一妇婴保健院	长乐路 536 号	20261000	200040
	上海市静安区闸北中心医院	中华新路 619 号	56628584	200070
	上海市静安区市北医院	共和新路 4500 号	36538899	200435
	上海市静安区北站医院	南星路 29 号	63549199	200070
	上海市静安区中心医院	西康路 259 号	61578000	200040
	上海邮电医院	长乐路 666 号	54047060	200040
长宁	上海市长宁区妇幼保健院	愚园路 786 号	62286069	200051
	中国人民解放军海军九〇五医院	华山路 1328 号	81818000	200052
	上海市白玉兰妇科医院	长宁路 1626 号	62299999	200051
	中国人民解放军海军特色医学中心（原中国人民解放军第四五五医院）	淮海西路 338 号	81815455	200052
	上海市同仁医院	仙霞路 1111 号	52039999	200336
	武警上海总队医院	虹许路 831 号	51724000	201103
普陀	上海市同济医院	新村路 389 号	66111140	200065
	上海市普陀区中心医院	兰溪路 164 号	22233222	200062
	上海市普陀区人民医院	江宁路 1291 号	32274550	200060
	上海市普陀区利群医院	桃浦路 910 号	52780030	200333
	上海市普陀区妇婴保健院	同普路 517 号	22202220	200062

（续表）

区县	机构名称	地址	电话	邮政编码
虹口	上海中医药大学附属岳阳中西医结合医院	甘河路 110 号	65161782	200437
	上海市虹口区江湾医院	四川北路 1878 号	65319880	200081
	上海市第四人民医院	三门路 1279 号	56663999	200434
	上海市中西医结合医院	保定路 230 号	65461538	200082
	上海建工医院	虹口区中山北一路 666 号	65313029	200083
	上海衡山虹妇幼医院	舟山路 445 号	65464235	200082
	上海市第一人民医院	武进路 85 号	63240090	200080
	上海曲阳医院	玉田路 333 号	65558555	200092
杨浦	上海市杨浦区控江医院	双阳路 480 号	65434597	200093
	海军军医大学第一附属医院	长海路 168 号	31162045	200433
	复旦大学医学院附属妇产科医院	沈阳路 128 号	33189900	200090
	上海交通大学医学院附属新华医院	控江路 1665 号	25078999	200092
	上海市杨浦区中心医院	腾越路 450 号、开鲁路 500 号	65690520、65880560	200090、200438
	上海市杨浦区市东医院	市光路 999 号	25066666	200438
闵行	上海市第五人民医院	鹤庆路 801 号	64308151	200240
	上海市闵行区中心医院	莘松路 170 号	64923400	201100
	上海市闵行区中西医结合医院	剑川路 155 号	64502371	200241
	华东医院闵行门诊部	春申路 2869 号	62483180	201104
	上海市闵行区妇幼保健院	顾戴路 805 号	54934001	201102
	上海交通大学医学院附属仁济医院南院	江月路 2000 号	58752345	201112

（续表）

区县	机构名称	地址	电话	邮政编码
闵行	上海百佳妇产医院	虹梅路 1045 号	67283333	201100
宝山	上海交通大学医学院附属第九人民医院	漠河路 280 号	56691101	201900
	上海市宝山区吴淞中心医院	同泰北路 101 号	56162417	200940
	上海市宝山区中西医结合医院	友谊路 181 号	56601100	201999
	上海市宝山区大场医院	环镇北路 1058 号	66893809	200444
	上海中冶医院	春雷路 456 号	56647585	200941
	上海市宝山区罗店医院	罗溪路 121 号	66861212	201908
	上海市宝山区仁和医院	长江西路 1999 号	56731199	200431
	复旦大学附属华山医院北院	陆翔路 108 号	66895030	2019707
浦东	上海市浦东新区妇幼保健院	红枫路 599 号	50306088	201206
	上海交通大学医学院附属仁济医院	东方路 1630 号	68383223	200127
	上海市第六人民医院东院	南汇新城环湖西路 222 号	38297000	201306
	上海市中医药大学附属曙光医院	张衡路 528 号	51328888	201203
	上海市浦东新区人民医院	川沙镇川环南路 490 号	58981990	201200
	上海市东方医院	即墨路 150 号	38804518	200120
		云台路 1800 号	38804518	200124
	上海市第七人民医院	高桥镇大同路 358 号	58670561	200137
	上海市浦东新区公利医院	苗圃路 219 号	58859399	200135
	上海市浦东新区浦南医院	临沂路 219 号	58892700	200125
	上海沪东医院	沪东路 238 号	58711047	200129

（续表）

区县	机构名称	地址	电话	邮政编码
浦东	上海市浦东医院	惠南镇拱为路 2800 号	68036063	201300
	上海市浦东新区周浦医院	周浦镇周园路 1500 号	68135590	201318
	上海市浦东新区光明中医医院	惠南镇东门大街 43 号	68019069	201300
	上海杨思医院	杨新东路 28 号	68325999	200125
	上海安达医院	沪南公路 468 号	58918622	201204
	上海市浦东新区妇幼保健所	惠南镇人民东路 3030 号	58022619	201300
	上海市浦东新区大团社区卫生服务中心	大团镇永定南路 169 号	58085724	201311
	上海市浦东新区泥城社区卫生服务中心	泥城镇南芦公路 1843 号	58072541	201306
	上海市浦东新区新场社区卫生服务中心	新场镇牌楼西路 58 号	68170945	201314
	上海市浦东新区六灶社区卫生服务中心	六灶镇崇溪路 120 号	58162137	201322
	上海市第一妇婴保健院	高科西路 2699 号	20261000	200125
	上海国际医学中心	康新公路 4358 号	60236000	201318
	上海艾儿贝佳妇产科医院	居家桥路 595 号	4008935111	200136
	上海和睦家新城医院	新金桥路 1598 号	4006393900	201206
	上海长安医院	惠南镇南团公路 8 号	58026999	201399
嘉定	上海市嘉定区中心医院	城北路 1 号	69987008	201800
	上海市嘉定区南翔医院	众仁路 495 号	31273767	201802
	上海市嘉定区安亭医院	和静路 1060 号	69070022	201805
	上海市嘉定区妇幼保健院	高台路 1216 号	67070015	201821

（续表）

区县	机构名称	地址	电话	邮政编码
金山	上海市公共卫生临床中心	漕廊公路 2901 号、水电路 56 号	37990333	201508
	复旦大学附属金山医院	龙航路 1508 号	34189990	201508
	上海市第六人民医院金山分院	朱泾镇健康路 147 号	57317312	201599
	上海市金山区中西医结合医院	枫泾镇白牛路 219 号	57351442	201501
	上海市金山区亭林医院	亭林镇寺平北路 80 号	57232486	201505
	上海市金山区金山卫镇社区卫生服务中心	金山卫镇西静路 367 号	67261178	201512
松江	上海市第一人民医院	新松江路 650 号	63240090	201620
	上海市松江区妇幼保健院	西林北路 1010 号	37621515	201620
	上海市松江区中心医院	中山中路 746 号	67720001	201600
	上海市松江区泗泾医院	泗通路 389 号	57610546	201601
	上海市松江区方塔中医医院	中山东路 39 号	67839063	201600
	上海市松江区九亭医院	九新公路 155 号	37632235	201615
奉贤	上海市奉贤区中心医院	南奉公路 6600 号	57423790	201400
	上海市奉贤区奉城医院	川南奉公路 9983 号	57522565	201411
	上海市奉贤区中医医院	南奉公路 9588 号	57420861	201400
青浦	复旦大学附属中山医院青浦分院	公园东路 1158 号	69719190	201700
	上海市青浦区中医医院	青安路 95 号	59734776	201700
	上海市青浦区朱家角人民医院	朱家角镇石家浜东路 99 号	59232003	201713
崇明	上海交通大学医学院附属新华医院崇明分院	城桥镇南门路 25 号	69692701	202150

（续表）

区县	机构名称	地址	电话	邮政编码
崇明	上海市第十人民医院崇明分院	堡镇向阳东路 66 号	59418281	202157
	上海市崇明区第三人民医院	庙镇为民街 24 号	59363214	202153
	上海市崇明区长兴镇社区卫生服务中心	长兴镇凤南路 59 号	33800761	201913
	上海市崇明区横沙镇社区卫生服务中心	横沙岛民东路 1573 号	56890396	201914

附 9：上海市采供血机构及献血点位

辖区	无偿献血点位	地址	联系电话	工作时间
黄浦	爱心献血屋	成都北路 408 号	63273975	9:00—17:00（工作日）血小板；9:00—19:00（双休日）血小板
	爱心献血屋	丽园路 897 号（近鲁班路）	63033592	9:00—17:00
	爱心献血车	上海城市规划展示馆门口（人民大道西藏中路）	62758027	10:00—17:00
	爱心献血车	南京路步行街（近浙江路，永安公司）	18901879790	10:00—18:00
	爱心献血车	人民路丽水路西南角空地	62758027	10:00—17:00 工作日及周日（不固定停靠）
	爱心献血车	中山东一路 500 号黄浦公园	62758027	10:00—17:00（工作日）
徐汇区	爱心献血屋	沪闵路 9816 号（近漕宝路）	64089930	9:00—17:00
	爱心献血车	上海南站南广场公交站（973/867/144/164 公交终点站）志愿者岗亭附近	62758027	10:00—19:00
	爱心献血车	上海第六百货广场空地	18019787083	10:00—17:00
长宁区	上海市血液中心	虹桥路 1191 号（近伊犁路）	62758027*2040	8:00—16:30
			62758027	8:00—16:30（血小板）
	爱心献血屋	长宁路 895 号（近多媒体生活广场）	62259857	9:00—17:00
	爱心献血车	天山路 888 号虹桥艺术中心（近娄山关路）	18019787083	9:00—19:00（双休日）

（续表）

辖区	无偿献血点位	地址	联系电话	工作时间
静安区	爱心献血车	上海火车站北广场西北出口	18019787072	9:00—19:00
	爱心献血车	上海火车站南广场西南出口	18019787073	9:00—19:00
	爱心献血车	上海火车站南广场东南出口	57320740	11:00—16:00
普陀区	爱心献血屋	兰溪路 164 号（近梅川路）	62166097	9:00—17:00
虹口区	爱心献血屋	四川北路 2388 号（近甜爱路，鲁迅公园正门旁）	56963331	9:00—17:00
	爱心献血车	西江湾路 388 号（虹口凯德龙之梦广场）	62758027	10:00—17:00（每月最后一周的周日）
杨浦区	中国人民解放军上海血站	长海路 168 号 3 号楼 2 楼（近中原路）	31162126	8:00—11:30；14:00—17:00
	爱心献血屋	五角场下沉式广场（近合生汇出入口）	65456883	10:00—17:00
	爱心献血屋	翔殷支路 107 号	65120310	9:00—17:00（工作日）
	爱心献血车	黄兴路大润发超市广场（近国权东路）	31162126	10:00—17:00
宝山区	爱心献血屋	牡丹江路 186 弄 1 号（近淞宝路）	66799700	9:00—17:00
	爱心献血车	聚丰园路 205 号沃尔玛超市门口	18019787062	9:00—17:00
	爱心献血车	蕰川路 1557 号卜蜂莲花超市蕰川路店广场（近一号线宝安公路站）	18117270029	9:00—17:00

（续表）

辖区	无偿献血点位	地址	联系电话	工作时间
闵行区	爱心献血屋	七莘路 3155 号-8 临（近新龙路，七宝乐购广场）	64199263	9:00—21:00
	爱心献血屋	沪闵路 7388 号（近万源路，南方商城广场）	54177866	9:00—17:00
	爱心献血屋	青年路 284 号（近民主路）	64790870	9:00—21:00
	爱心献血车	莘庄镇莘庄地铁 1 号线南广场（每月单号）	18019787075	10:00—17:00
		颛桥镇颛兴路颛卫路路口（每月双号）		9:00—16:00
嘉定区	爱心献血屋	黄家花园路 800 号	59529299	8:30—15:00（工作日）
	爱心献血屋	嘉亭荟生活广场（曹安公路新源路口）	59529299	10:00—14:30（周三 13:30—14:30）
	爱心献血车	博乐广场（博乐路塔城路，欧尚超市对面）	59529299	周一、三 13:15—15:45
				周二、四、五 8:15—15:45
				双休日 9:00—15:30
浦东新区	中心血站	东建路 531 号（近锦绣路）	50179581	8:30—11:00/13:30—15:45（工作日）
	爱心献血屋	浦建路 131 号（近南泉路）	58891380	9:30—16:00
	爱心献血屋	东方明珠（地铁 2 号线陆家嘴站 1 号出站口）	50179581	10:00—16:30

（续表）

辖区	无偿献血点位	地址	联系电话	工作时间
浦东新区	爱心献血车	世纪大道 1 号东方明珠 8 号门	18019787051	每周六 10:00—20:00
	爱心献血车	周浦镇步行街（沈康公路、中大街内 50 米）	50179581	10:30—17:00
	爱心献血车	川沙新镇（川沙路近新川路）	50179581	10:30—17:00
	爱心献血车	惠南镇步行街（东门大街三角街，近光明中医院）	50179581	9:30—15:45
金山区	中心血站	朱泾镇健康路 166 号（近 320 国道）	57320740	8:00—11:00/ 13:30—16:15（工作日）
				周二 8:00—11:00（血小板）
	爱心献血车	金山万达 1 号门西侧（龙皓路近蒙山北路）	57320740	11:00—16:30（双休日）
	爱心献血车	枫泾镇亭枫公路 8588 号	57320740	10:15—15:30（双休日）
松江区	中心血站	文诚路 801 号 5 号楼（近滨湖路）	67735403	8:00—11:00/ 13:30—16:15（工作日）
			67735405—206	周二、周五 8:00—13:00（血小板）
	爱心献血屋	荣乐中路 12 号（近卜蜂莲花）	67761601	9:30—15:30
	爱心献血屋	大学城广富林街道樱花广场（文汇路 590 号附近）	57735406	9:30—15:00

（续表）

辖区	无偿献血点位	地址	联系电话	工作时间
松江区	爱心献血车	新桥镇广场（近新镇街）	57735406	9:30—15:30
	爱心献血车	工业区阳光理想城（联阳路 12 弄）	57735406	9:30—15:30（工作日）
	爱心献血车	车墩镇（车墩中学门口，虬长路 276 号）	57735406	双休日 9:45—15:45
	爱心献血车	松江商城（中山中路 168—188 号，近庙前街）	57735406	9:30—15:30
	爱心献血车	泗泾公园（近江川路）	57735406	9:30—15:30（工作日）
青浦区	中心血站	华科路 550 弄 3 号楼底楼	69735039	周三 8:00—11:00（血小板）
	爱心献血屋	宝龙广场 1 号门东南侧	69735039	9:30—15:30
	爱心献血屋	公园路 350 号（近欧洲街西侧）	59726910	9:00—15:30
奉贤区	中心血站	南桥镇立新南路 52 号	67116298	9:00—16:00
			67116298	周三、周五和周日 9:00—12:00（血小板）
	爱心献血车	晟丰商厦（川南奉公路 9768 号，近城大路）	67116298	双休日 10:30—15:00
崇明区	中心血站	城桥镇东门路 306 号（近一江山路）	59612109	8:00—11:30（工作日） 8:00—11:30（周四）（血小板）

附 10：上海市艾滋病免费自愿咨询检测点

序号	区	名称	地址	联系电话	工作时间
1	黄浦	黄浦区疾病预防控制中心	斜土路 309 号	53023819	周二 9:00—10:30；周四 9:00—10:30，14:00—15:30
2	黄浦	豫园街道社区卫生服务中心	中华路 1525 号 211 室	19901740365	每周一 9:00—11:00
3	黄浦	瑞金二路街道社区卫生服务中心	茂名南路 153 号	64738873	每周一 14:00—15:30
4	黄浦	小东门街道社区卫生服务中心	光启南路 225 号 318 室	17321260263	每周二 9:00—11:00
5	黄浦	打浦桥街道社区卫生服务中心	丽园路 712 号一楼浦爱之家	63059595-8109	每周二 14:00—16:00
6	黄浦	老西门街道社区卫生服务中心	学前街 81 号 109 室	17301783730	每周三 8:00—10:00
7	黄浦	南京东路街道社区卫生服务中心	成都北路 288 号	63274331-8010	每周三 14:00—16:00
8	黄浦	外滩街道社区卫生服务中心	广西北路 230 号-1，307 室	17317193709	每周四 13:30—16:00
9	黄浦	半淞园街道社区卫生服务中心	西藏南路 1350 号 102 室	53072255-1021	每周五 9:00—10:30 备注：预计 2021 年 6 月开始装修停诊，期间仅咨询不检测，电话可能变动，具体见医院公告
10	黄浦	淮海街道社区卫生服务中心	淡水路 285 号三楼预防保健科	53510590	每周五 9:00—10:30

（续表）

序号	区	名称	地址	联系电话	工作时间
11	黄浦	五里街道社区卫生服务中心	瞿溪路 987 号 407 室	18101658387	每周五 13:30—15:00
12	徐汇	徐汇区疾病预防控制中心	永川路 50 号一楼 117 室一楼 VCT 门诊	54012575 54012780	周一、周五 8:30—11:00；周三 13:30—16:00
13	徐汇	徐汇区妇幼保健所（仅限婚检人群）	区行政服务中心 2 号楼二楼婚检中心	64320576	周一至周六 8:30—11:30，13:00—16:30
14	徐汇	华泾社区卫生服务中心	建华路 180 号防保科二楼 VCT 门诊	64962421	周一 13:30—16:00
15	徐汇	龙华社区卫生服务中心	龙华西路 249 号三楼健康小屋	54106339，64560088-218	周二 8:30—11:00
16	徐汇	田林社区卫生服务中心	柳州路 500 号二楼 VCT 门诊	54640615 15721503191	周二 13:30—16:00
17	徐汇	徐家汇社区卫生服务中心	广元西路 349 号一楼 VCT 门诊	54510528	周二 13:30—16:00
18	徐汇	凌云社区卫生服务中心	凌云路 99 号一楼 VCT 门诊	64774811-8304	周二 13:30—16:00
19	徐汇	斜土社区卫生服务中心	零陵北路 2 号一楼 VCT 门诊	64042727-8105	周三 8:30—11:00
20	徐汇	康健社区卫生服务中心	江安路 88 号二楼 VCT 门诊	54181223-6101	周三 8:30—11:00
21	徐汇	天平社区卫生服务中心	太原路 110 号三楼健康小屋	64319642-8702、34010181	周三 13:30—16:00
22	徐汇	虹梅社区卫生服务中心	漕宝路 1001 号（近虹梅路）一楼 VCT 门诊	54486140-8038	周四 13:30—16:00
23	徐汇	枫林社区卫生服务中心	双峰路 450 号住院部四楼心理咨询室	64399271-8082	周四 13:30—16:00
24	徐汇	漕河泾社区卫生服务中心	宾阳路 38 号一楼健康 E 站 VCT 门诊	34140101 15800389297	周五 13:30—16:00

（续表）

序号	区	名称	地址	联系电话	工作时间
25	徐汇	长桥社区卫生服务中心	龙川北路 9 号一楼心理咨询室	64530038-512	周五 13:30—16:00
26	长宁	长宁区疾病预防控制中心	长宁区云雾山路 39 号 1 楼 108 室	52064188	每周二、三、四下午 13:30—16:00（15:30 后暂停抽血，仍提供咨询服务）
27	长宁	新华街道社区卫生服务中心	华山路 1467 号	62815450	每周一 13:30—16:00
28	长宁	江苏街道社区卫生服务中心	愚园路 744 弄 1 号	62286001-6205	每周二 13:30—16:00
29	长宁	周家桥街道社区卫生服务中心	长宁路 1700 号	52729595-8113	每周四 13:30—16:00
30	长宁	程桥街道社区卫生服务中心	虹井路 996 号	19901678965	每周二 13:30—16:00
31	长宁	北新泾街道社区卫生服务中心	北渔路 111 号	62384828-221	每周四 13:30—16:00
32	长宁	新泾镇社区卫生服务中心	淞虹路 507 号	52600276	每周二 14:00—16:00
33	长宁	天山路街道社区卫生服务中心	天山四村 122 号 2 号楼 2 楼	62749020	每周三 14:00—16:00
34	长宁	华阳街道社区卫生服务中心	华阳路 292 号	62523438	每周五 14:00—16:00
35	长宁	虹桥街道社区卫生服务中心	虹桥路 961 弄 4 号	62759866	每周一 13:30—15:30
36	长宁	仙霞街道社区卫生服务中心	芙蓉江路 140 号	62288275	每周二 13:30—16:00
37	静安	静安区疾病预防控制中心	永和路 195 号一楼咨询室	66315272	周一 13:30—16:00；周三 8:30—11:00，13:30—16:00

（续表）

序号	区	名称	地址	联系电话	工作时间
38	静安	静安区妇幼所（仅限在本机构接受婚前检查和孕前检查的服务对象）	康定路 1297 号	32559329	周四 8:30—11:00，13:30—16:00
39	静安	临汾路街道社区卫生服务中心	临汾路 385 号门诊一楼健康咨询室（近阳曲路）	56831110-8006	周二、四 14:00—16:00
40	静安	彭浦新村街道社区卫生服务中心	平顺路 15 号健康管理部（闻喜路平顺路口）	18917671136	周二、三 9:00—11:00
41	静安	彭浦镇社区卫生服务中心	平陆路 277 号三楼健康访谈室	56778680	周一、三 14:00—16:00
42	静安	大宁街道社区卫生服务中心	广延路 101 号二楼半健康咨询室（近延长路）	56339696-8034	周三、五 14:00—16:00（暂时停诊）
43	静安	芷江西街道社区卫生服务中心	芷江西路 335 号门诊 1 楼健康小屋（近大统路）	18918851602	周一、三 14:00—16:00，每月第四个周六 8:30—11:00
44	静安	共和新路街道社区卫生服务中心	洛川东路 151 号 220 保健室（近平型关路）	56382020-8212	周二、四 14:00—16:00
45	静安	宝山街道社区卫生服务中心	天通庵路 51 号门诊 1 楼健康咨询室（近西藏北路）	56629856-5	周一、二 14:00—16:00
46	静安	北站街道社区卫生服务中心	大统路 188 号 B1 VCT 咨询室	63246792-8013 13621926964	周一、周二：上午 8:30—11:00 下午 14:00—16:00
47	静安	天目西街道社区卫生服务中心	梅园路 111 号二楼健康咨询室（近汉中路）	63540602-8002	周一、三 14:00—16:00

（续表）

序号	区	名称	地址	联系电话	工作时间
48	静安	南西社区卫生服务中心	成都北路 165 号（近威海路）周四二楼体检门诊、周六二楼专家门诊	63182288	周四 8:30—11:00，14:00—15:30；每月第二个周六 8:30—11:00
49	静安	石二社区卫生服务中心	山海关路 456 号一楼咨询室（近石门二路）	62563921-8026	周四 8:30—11:00，14:00—16:00
50	静安	静安寺社区卫生服务中心	新闸路 1729 号二楼卫生健康咨询室（近胶州路）	62176060-8049	周三 8:30—11:00，14:00—16:00；每月第四个周六 8:30—11:00
51	静安	曹家渡街道社区卫生服务中心	万航渡路 858 弄 5 号一楼咨询室（近康定路口）	62268811-8119	周二、四 14:00—16:00；每月第三个周六 8:30—11:00
52	静安	彭浦镇第二社区卫生服务中心	高平路 1011 号一楼全科诊室（VCT 门诊）	18930751033	周二 14:00—16:00；周四 14:00—16:00
53	静安	江宁社区卫生服务中心	淮安路 736 号二楼健康咨询室	62534416	周二、周五 14:00—16:00；每月第一个周六 8:30—11:00
54	静安	上海青艾皮肤科诊所	江场路 1228 弄 33 号东贤大厦 502-02 室	021-65871069	每周二—五 9:00—17:30
55	普陀	普陀区疾病预防控制中心	丹巴路 1628 号 B 楼 203 室	52826933	周一、周二、周四 8:30—11:00
56	普陀	长寿街道社区卫生服务中心	长寿路 505 弄 3 号一楼健康咨询室	62033809	周四下午 14:00—16:00
57	普陀	桃浦镇社区卫生服务中心	雪松路 302 号体检中心健康咨询小屋	18701884837	周二下午 14:00—16:00
58	普陀	长征镇社区卫生服务中心	千阳路 209 号一楼健康信息室	58699189/18930963724	周四 14:00—16:00

（续表）

序号	区	名称	地址	联系电话	工作时间
59	普陀	真如镇街道社区卫生服务中心	真如西村 115 号西大楼 2 楼健康咨询室	13601991493	周一 14:00—16:00
60	普陀	石泉街道社区卫生服务中心	宁川路 53 弄 2 号一楼健康 E 站	13661428380	周三 8:30—11:00
61	普陀	白玉街道社区卫生服务中心	曹杨路 421 号二楼 VCT 室	62440303	周一 14:00—16:00
62	普陀	长风街道社区卫生服务中心	金沙江路 906 号门诊大楼一楼健康咨询室	62654056/ 17317168794	周二 14:00—16:00
63	普陀	甘泉街道社区卫生服务中心	平利路 57 号二号楼东面一楼	18939872131	周三 14:00—16:00
64	普陀	宜川街道社区卫生服务中心	骊山路 43 号一楼健康咨询中心	56096836-1323	周五 8:30—11:00
65	普陀	曹杨街道社区卫生服务中心	棠浦路 51 号一楼健康咨询室	52358725	周三 14:00—16:00
66	普陀	桃浦镇第二社区卫生服务中心	真南路 822 弄 420 号健康咨询室	51796808-8091/ 19945695101	周一 14:00—16:00
67	虹口	虹口区疾病预防控制中心	长阳路 197 号爱心小屋	65415027	周一、五 13:30—16:00，周三 8:30—11:00
68	虹口	江湾镇街道社区卫生服务中心	新市南路 1191 号 203 室—爱心港湾	55398857-213	周三 13:30—16:00，每月第一个周六 9:00—11:00
69	虹口	凉城新村街道社区卫生服务中心	凉城路 854 号 1 楼—凉馨小屋	65291853-6312	周二 13:30—16:00，每月第四个周日 13:30—16:00
70	虹口	曲阳路街道社区卫生服务中心	巴林路 78 号 207 室—“121”爱心苑	51607183	每周二上午 9:00—11:00 每月第四个周六上午 9:00—11:00

（续表）

序号	区	名称	地址	联系电话	工作时间
71	虹口	欧阳路街道社区卫生服务中心	四平路 421 弄 20 号 3 楼—爱心小屋	51296900	周五 13:30—16:00，每月第一个周日 9:00—11:00
72	虹口	四川北路街道社区卫生服务中心	塘沽路 300 号 204 室—爱之驿站	66775275-8036	周三 13:30—16:00，每月第四个周日 9:00—11:00
73	虹口	广中路街道社区卫生服务中心	广灵一路 80 号 108 室关爱小屋	51271257	周四 8:30—11:00，每月第三个周六 9:00—11:00
74	虹口	嘉兴路街道社区卫生服务中心	虹关路 1 号 220 室佳馨小屋	65538868-8219	周四 13:30—16:00，每月第二个周六 13:30—16:00
75	虹口	北外滩街道社区卫生服务中心	东余杭路 910 号 3 楼半 M302 室温馨小屋	51815978	周二 13:30—16:00，每月第一个周六 13:30—16:00
76	杨浦	杨浦区疾病预防控制中心	长阳路 1565 号 VCT 咨询室（105 室）	25010064	周五 9:00—10:30，周二、四 14:00—15:30
77	杨浦	同济大学医院	赤峰路 50 号 VCT 咨询室（STD 门诊）	65982238	周一至周五全天，9:00—10:30，14:00—15:30
78	杨浦	长海社区卫生服务中心	营口路 760 号 VCT 咨询室（三楼）	31106060-8708	周一、周四下午 14:00—15:30
79	杨浦	殷行社区卫生服务中心	包头路 959 号（一楼体检室）	65059755/65243186	周三、四 14:00—15:30
80	杨浦	长白社区卫生服务中心	松花江路 15 号 VCT 咨询室（411 室）	55827068	周二、周四 14:00—15:30
81	杨浦	新江湾社区卫生服务中心	政和路 107 号 VCT 咨询室（三楼）	35391550-8626	周二、周四下午 14:00—15:30

（续表）

序号	区	名称	地址	联系电话	工作时间
82	杨浦	平凉社区卫生服务中心	平凉路335号VCT咨询室（爱心小屋）	65416116	周一全天，9:00—10:30，14:00—15:30
83	杨浦	大桥社区卫生服务中心	长阳路1389弄75号VCT咨询室（1号楼205室）	65184300-1204	周四全天，9:00—10:30，14:00—15:30
84	杨浦	定海社区卫生服务中心	爱国路77号VCT咨询室（305室）	65665959-8008	周二、四 9:00—10:30
85	杨浦	四平社区卫生服务中心	铁岭路39号VCT咨询室（爱心小屋）	65134932-8135	周一、三 9:00—10:30
86	杨浦	江浦社区卫生服务中心	辽阳路387号VCT咨询室（三楼）	65415849	周三全天，9:00—10:30，14:00—15:30
87	杨浦	延吉社区卫生服务中心	水丰路383号VCT咨询室（二楼预防保健科）	65301504-8022	周二全天，9:00—10:30，14:00—15:30
88	杨浦	五角场社区卫生服务中心	纪念路100号甲VCT咨询室（336室）	55399189	周一 14:00—15:30，周三 14:00—15:30
89	杨浦	控江社区卫生服务中心	延吉西路100号VCT咨询室（爱心小屋）	65621876	周二、周四 14:00—15:30
90	闵行	闵行区疾病预防控制中心	中谊路965号212室	54954735	周一、三、五 8:30—10:30，13:30—15:30
91	闵行	古美社区卫生服务中心	龙茗路668号三楼	54165659-2308，1801715935	周二8:30—11:00，13:00—16:00，其他时间请电话预约
92	闵行	江川社区卫生服务中心	沪闵路63号	18964962832	周一至周五 8:00—15:00

（续表）

序号	区	名称	地址	联系电话	工作时间
93	闵行	华漕社区卫生服务中心	保乐路2号	62216344 18117104905	周一 8:30—11：00 13:30—15:30，其他时间请电话预约
94	闵行	梅陇社区卫生服务中心	莘朱路879弄157号二楼咨询检测室	54384753-808 17321387982	周二、四， 8:30—11:00， 13:30—16:00，其他时间请电话预约
95	闵行	马桥社区卫生服务中心	银春路2030号三楼咨询检测室	64092078 18117034326	周一、三、五 8:30—11:00
96	闵行	莘庄社区卫生服务中心	莘松路958弄大浪湾道68号三楼VCT室	18917251802	周二、周四 13:30—15:30
97	闵行	吴泾社区卫生服务中心	吴泾镇永德路790号二楼访谈室	18149722260	周三 13:30—15:30，其他时间请电话预约
98	闵行	新虹社区卫生服务中心	申滨路618号二楼	54339992-1043	周三 13:30—15:30
99	闵行	浦江社区卫生服务中心	浦连路383号 3楼309	64113411 18101873290	周二 13:30—15:30
100	闵行	颛桥社区卫生服务中心	颛兴路122号预防保健科	18101679005	周一—周五 8:00—11:00， 13:00—15:00
101	闵行	虹桥社区卫生服务中心	万源路2439号	18964645705	周五 13:30—15:30
102	闵行	七宝社区卫生服务中心	富强街94号	64882852、 18019312654	周二 13:00—15:00，其他时间请电话预约
103	闵行	浦锦社区卫生服务中心	竹园西路1002号 2楼咨询检测室	15800416702	周三下午 13:00—15:00，其他时间电话预约
104	宝山	宝山区疾病预防控制中心	月明路158号	33796722	每周一、二、四 13:30—16:00

（续表）

序号	区	名称	地址	联系电话	工作时间
105	宝山	宝山区妇幼保健所	樟岭路 2 号	56604651	每周一至周六 8:30—11:30，13:00—16:30
106	宝山	上海大学校医院	锦秋路 716 号	66133015	对校内学生开放（周一至周五 9:00—11:00，13:30—15:00）
107	宝山	淞南镇社区卫生服务中心	淞良路 301 号	56466325	每周二 13:30—15:30
108	宝山	友谊社区卫生服务中心	宝杨路 333 号	66781765	周二下午 13:30—15:30
109	宝山	吴淞社区卫生服务中心	宝山区永清二村 46 乙 2 楼	66650232	周一上午 8:30—11:30
110	宝山	高境社区卫生服务中心	共康东路 55 号	66970191	周四下午 13:30—15:30
111	宝山	长江路社区卫生服务中心	通河路 639 号	56759784 转 8013	周三上午 8:30—11:00
112	宝山	泗塘社区卫生服务中心	虎林路 439 号	18918199859	周二下午 13:30—15:30，提前电话预约
113	宝山	庙行社区卫生服务中心	长江西路 2700 号	56479953	周一上午 8:00—10:30
114	宝山	大场社区卫生服务中心	汶水路 1662 号	66391685	周四下午 13:30—15:30
115	宝山	祁连社区卫生服务中心	祁连山路 2891 号	18016416950	周一下午 13:30—15:30，承担发热哨点暂停
116	宝山	大场第三社区卫生服务中心	南陈路 278 弄 92 号卫生服务站	36415822	周二上午 8:30—11:00
117	宝山	顾村社区卫生服务中心	水产西路 1138 号	66020210	周二下午 13:30—15:30

（续表）

序号	区	名称	地址	联系电话	工作时间
118	宝山	菊泉社区卫生服务中心	丹霞山路 349 号	36551931	周四下午 13:30—15:30，承担发热哨点暂停
119	宝山	罗店社区卫生服务中心	东太路 355 号	56010849	周四下午 13:30—15:30
120	宝山	罗泾社区卫生服务中心	潘沪路 28 号	56871113	周三下午 13:00—16:00
121	宝山	月浦社区卫生服务中心	龙镇路 2 号	56928806	周四上午 8:00—11:00
122	宝山	盛桥社区卫生服务中心	盛桥一村 26 号	56877910	周二下午 13:30—15:30 承担发热哨点暂停
123	宝山	杨行社区卫生服务中心	杨泰路 239 号	56493902	周二上午 8:30—11:00
124	嘉定	嘉定区疾病预防控制中心	嘉定区塔城路 264 号	59918254	周一、四 13:30—16:00
125	嘉定	嘉定区菊园新区检测点	嘉定区平城路 785 号	69991609	周三、五 13:00—16:00
126	嘉定	嘉定区安亭镇检测点	安亭镇民丰路 1200 号	39107735	周一、三 13:30—16:00
127	嘉定	嘉定区华亭镇检测点	嘉定区嘉行公路 3285 号	59953301	周二、四 13:30—16:00
128	嘉定	嘉定区真新街道检测点	嘉定区真新街道丰庄路 255 号	59180133-8060	周二、五 13:30—16:00
129	嘉定	嘉定区新成路街道检测点	嘉定区墅沟路 420 号	59995593	周三、五 13:30—16:00
130	嘉定	嘉定区徐行镇检测点	嘉定区徐行镇开源路 5 号	59940373	周二、四 13:30—16:00
131	嘉定	嘉定区外冈镇检测点	嘉定区外冈镇祁昌路 363 号	59586975	周二、四 13:30—16:00

（续表）

序号	区	名称	地址	联系电话	工作时间
132	嘉定	嘉定区南翔镇检测点	嘉定区南翔镇民主街 97 号	59179842	周四 8:00—11:00，13:30—16:30
133	嘉定	嘉定区马陆镇检测点	嘉定区沪宜公路 2091 号	59159110	周二、三 13:30—16:00
134	嘉定	嘉定区金沙新城检测点	嘉定区江桥镇金耀路 100 号	69929900-215	周五 8:00—11:00，13:00—16:30
135	嘉定	嘉定区嘉定镇街道检测点	嘉定区嘉定镇北大街 128 号	69530651	周二、五 13:30—16:00
136	嘉定	嘉定区黄渡镇检测点	嘉定区安亭镇新黄路 10 号	59597873	周三、五 8:00—11:00
137	嘉定	嘉定工业区检测点	嘉定区嘉朱公路 1650 号	59961049	周二、四 13:30—16:00
138	浦东	浦东新区疾病预防控制中心	张杨路 3039 号一楼 104 室	50342446	周二、四 9:00—11:00，13:00—15:00
139	浦东	浦东新区疾病预防控制中心	张杨路 3039 号一楼 104 室	50342446	每月第三个周日 13:00—15:00
140	浦东	凌桥社区卫生服务中心	江东路 1236 号 1 楼 VCT 诊室	18917847097	周三、周四 13:00—15:00
141	浦东	江镇社区卫生服务中心	东亭路 762 号门诊 2 楼 201 室	17321165717	周三、周四 8:00—11:00
142	浦东	芦潮港社区卫生服务中心	潮和路 280 号 A 座 203 室	58289090-8052	周一、周三 8:30—10:30
143	浦东	洋泾社区卫生服务中心	灵山路 885 号 4 楼 428 室	58524343-1413	周一、周三 8:00—11:00
144	浦东	老港社区卫生服务中心	鑫盛路 13 号社区科 2 楼 202 室	58051175	周一、周三 8:30—11:00
145	浦东	书院社区卫生服务中心	新卫路 6 号 3 号楼 2 楼	58196995-851	周二、周四 13:00—15:30
146	浦东	黄楼社区卫生服务中心	川沙新镇新德西路 359 号 119 室	15301736008	周二 8:00—11:00，周五 8:00—11:00

（续表）

序号	区	名称	地址	联系电话	工作时间
147	浦东	孙桥社区卫生服务中心	孙桥横沔江路 274 号 2 楼 206 室	58570208-8022	每周二、四 8:00—10:00
148	浦东	宣桥社区卫生服务中心	沪南公路 8719 号病房三楼 1304 室	13601697309	周一、周三 8:00—10:00
149	浦东	联洋社区卫生服务中心	紫槐路 120 号 1 楼	58339772	周三 9:00—11:00，14:00—16:00
150	浦东	合庆社区卫生服务中心	合庆镇前哨路 215 号	17317603362	周一、周三 8:00—11:00
151	浦东	机场社区卫生服务中心	川南奉公路 3385 号住院部两楼	18202194327	周一、周三 8:00—11:00
152	浦东	航头社区卫生服务中心	航头社区卫生服务中心 2 号楼 3 楼	13918816434	周二、周四 12:30—15:00
153	浦东	周浦社区卫生服务中心	沈梅东路 163 号防保科 2 楼	13918218196	周一、周二 8:00—11:00
154	浦东	大团社区卫生服务中心	永定南路 169 号 3 号楼 3307 室	58082599	周二、周五 13:30—15:30
155	浦东	浦兴社区卫生服务中心	归昌路 250 号四楼	68713987	周二、周四 13:30—15:30
156	浦东	泥城社区卫生服务中心	云汉路 588 号 B406 室（VCT 咨询室）	58075606-8087	周一、周三 8:00—10:30
157	浦东	新场社区卫生服务中心	新场镇牌楼西路 58 号健康小屋	18017398940	周二、周四 13:00—15:00
158	浦东	康桥社区卫生服务中心	康弘路 565 号门诊一楼	18017397691	周四 8:00—10:30，13:00—15:00
159	浦东	上海杨思医院	浦东杨新东路 28 号 2 楼 204-7	38755280	周二、四 14:00—16:00
160	浦东	万祥社区卫生服务中心	万和路 185 号公共卫生科 207 室	58046086-8055	周一、周三 8:00—9:30
161	浦东	三林社区卫生服务中心	三林路 375 号门房间旁边	50208986	周二、四 13:00—16:00

（续表）

序号	区	名称	地址	联系电话	工作时间
162	浦东	曹路社区卫生服务中心	龚新路 470 号 155 室	13916979506	周三上午 8:00—10:30 周三下午 13:30—15:30
163	浦东	北蔡社区卫生服务中心	莲园路 271 号 2 号楼 2 楼	18121213601	周二、周四 13:00—15:00
164	浦东	祝桥社区卫生服务中心	祝桥社区卫生服务中心门诊三楼 308 室	58100323	周一、周四 13:00—15:30
165	浦东	金桥社区卫生服务中心	佳林路 1028 号 1 号楼 101	18017579153	周三 8:00—11:00、13:00—15:30
166	浦东	金杨社区卫生服务中心	金杨路 121 号肠道门诊旁	50711730	周二、周四 8:00—11:00
167	浦东	唐镇社区卫生服务中心	唐镇社区卫生服务中心东面 3 楼	13361835616	周四上午 8:00—11:00 下午 13:00—15:00
168	浦东	惠南社区卫生服务中心	惠南镇观海路 259 号 A2036 室	68272119-8227	周四 8:00—10:00，13:00—15:00
169	浦东	花木社区卫生服务中心	玉兰路 96 号预防保健科 2 楼 VCT 门诊	18121278328	周二 9:00—11:00 下午 13:30—15:30
170	浦东	周家渡社区卫生服务中心	昌里东路 231 号 2 楼	50907973	周一、周四 13:30—16:00
171	浦东	陆家嘴社区卫生服务中心	乳山路 235 弄 1 号 418 室	58303066-671	周一、周五 13:30—16:00
172	浦东	张江社区卫生服务中心	益江路 458 号门诊大楼 2 楼 227 健康咨询室	33780711 13621915105	周二、周四 13:00—15:00

（续表）

序号	区	名称	地址	联系电话	工作时间
173	浦东	塘桥社区卫生服务中心	浦建路 131 号行政楼 106	58738315	周二 8:00—10:00， 13:00—15:00
174	浦东	王港社区卫生服务中心	新雅路 196 号、北二楼爱心小屋	58582132-8094、17317826055	周一、周三 8:00—11:00
175	浦东	迎博社区卫生服务中心	新浦路 297 号门诊一楼	61345199-1121	周二、周四 13:30—15:30
176	浦东	高行社区卫生服务中心	金高路 180 号门诊楼五楼 507 室	13524735405	周三 8:30—11:00， 13:30—15:30
177	浦东	高桥社区卫生服务中心	欧高路 128 号输液大厅二楼 VCT 门诊	17321282967	周二 8:00—10:00， 周四 13:30—15:30
178	浦东	川沙社区卫生服务中心	浦东新区川沙新镇绣川路 338 号 204 室	68392620-62040	周二、周四 8:30—10:30
179	浦东	上钢社区卫生服务中心	浦东新区昌里路 360 号后门停车场	18101748362	周一、周二 13:30—15:30
180	浦东	东明社区卫生服务中心	上海市浦东新区环林东路 555 号 210 室	50633890	周三 9:00—11:00 下午 14:00—16:00
181	浦东	六灶社区卫生服务中心	上海市浦东新区川沙新镇六灶镇崇溪路 120 号	68160100	周一、周四 13:00—16:00
182	浦东	高东社区卫生服务中心	高东镇镇南路 100 号 1105 室	18116341581	周二、周四 8:00—10:30
183	浦东	南码头社区卫生服务中心	浦三路 696 号三楼南侧	50866746	周二、周四 13:30—15:00
184	浦东	潍坊社区卫生服务中心	上海市浦东新区崂山路 639 号 4 号楼 VCT 咨询室	58204665-8017	周二、周四 14:00—16:00

（续表）

序号	区	名称	地址	联系电话	工作时间
185	浦东	沪东社区卫生服务中心	浦东新区莱阳路992号112室	58827729	周二、周四13:30—16:00
186	浦东	鹤沙社区卫生服务中心	沪南公路4591号B204室	68160793	周二、周五12:30—16:00
187	浦东	三林康德社区卫生服务中心	和佳路17号315室	20749039	周二13:30—15:00、周四14:00—16:00
188	金山	金山区疾病预防控制中心	朱泾镇卫生路94号	57320771	每周二、三、四13:00—16:00
189	金山	金山区妇幼保健所	朱泾镇南圩路12号	021-37330110	周一至周五上午8:00—11:00下午13:30—16:00
190	金山	漕泾镇社区卫生服务中心	漕泾镇中一东路99号	57251536	每周一、五13:00—16:00
191	金山	枫泾镇社区卫生服务中心	枫泾镇枫杰路283号	57353944	每周一、三13:00—16:00
192	金山	金山工业区社区卫生服务中心	亭卫公路6668号	57275971	每周一、五13:00—16:00
193	金山	金山卫镇社区卫生服务中心	金山卫镇西静路367号	57264782	每周一、三13:00—16:00
194	金山	吕巷镇社区卫生服务中心	吕巷镇溪北路74号	57207380	每周三、五13:00—16:00
195	金山	廊下镇社区卫生服务中心	廊下镇漕廊公路7887号	57394396	每周三、五13:00—16:00
196	金山	石化社区卫生服务中心	石化街道象州路12号	51761026	每周一、三13:00—16:00
197	金山	山阳镇社区卫生服务中心	山阳镇向阳西路88号	57241224	每周一、三13:00—16:00
198	金山	亭林镇社区卫生服务中心	亭林镇和平南路58号	57233513	每周一、四13:00—16:00
199	金山	朱泾镇社区卫生服务中心	朱泾镇罗星南路608号	57337180	每周三、四13:00—16:00

（续表）

序号	区	名称	地址	联系电话	工作时间
200	金山	张堰镇社区卫生服务中心	张堰镇张堰大街199号	57211152	每周一、三 13:00—16:00
201	松江	松江区疾病预防控制中心	松江区西林北路1050号	37731090	周二、三、四 8:30—11:00
202	松江	新浜镇社区卫生服务中心	松江区新浜镇共青路1237号	18918280977	周一、四 13:30—15:00
203	松江	石湖荡社区卫生服务中心	松江区石湖新路105号	57653548-8001	周一、五 8:30—10:30
204	松江	叶榭镇社区卫生服务中心	松江区叶榭镇叶权路210号	57801911-111	周一、四 8:30—10:30
205	松江	泖港镇社区卫生服务中心	松江区泖港镇新宾路436号	57863709	周一、三 8:00—10:00
206	松江	佘山镇社区卫生服务中心	松江区佘山镇佘新路18号	57659165 18918286281	周一、四 8:30—10:30
207	松江	小昆山镇社区卫生服务中心	松江区小昆山镇文翔路6300号	57762672-8015	周二、四 8:30—10:30
208	松江	新桥镇社区卫生服务中心	松江区新桥镇新南路825号	67686201-8018	周一、四 13:00—15:00
209	松江	洞泾镇社区卫生服务中心	松江区洞泾镇长兴东路1566号	18817426103	周二、四 13:30—15:30
210	松江	九亭镇社区卫生服务中心	松江区九亭镇易富路128号	18918223632	周一、三 13:00—15:00
211	松江	车墩镇社区卫生服务中心	松江区车墩镇虬长路168号	57600844	周一、四 13:00—15:00
212	松江	泗泾镇社区卫生服务中心	松江区泗泾镇泗凯路525号	15000911936	周二、四 13:00—15:00
213	松江	方松街道社区卫生服务中心	松江区文诚路805号	18010859520	周二、四 13:30—15:30
214	松江	永丰街道社区卫生服务中心	松江区荣乐西路1039号	18918286755	周二、四 8:30—10:30
215	松江	中山街道社区卫生服务中心	松江区中山街道施惠路451号	57781449	周四、五 8:30—10:30

（续表）

序号	区	名称	地址	联系电话	工作时间
216	松江	岳阳街道社区卫生服务中心	松江区阔街 21 号	18116057827	周二 13:30—15:30，周四 9:00—10:30
217	青浦	青浦区疾病预防控制中心	青浦区华科路 550 号 8 号	33860625	星期二、星期四 8:30—11:00
218	青浦	夏阳街道社区卫生服务中心	崧润路 779 号	39201777-8035	周三、周五上午 8:30—11:00
219	青浦	青浦区朱家角社区卫生服务中心	青浦区祥凝浜路 62 号	59830105	星期二、星期四 8:30—10:30
220	青浦	青浦区白鹤镇社区卫生服务中心	青浦区外青松公路 2961 号	59740132-820	星期一、星期三 12:30—15:00
221	青浦	青浦区赵巷镇社区卫生服务中心	青浦区赵巷镇巷居路 289 号	59754104-156	星期一、星期三 12:30—15:30
222	青浦	青浦区徐泾镇社区卫生服务中心	青浦区徐泾镇徐民路 1088 号	69761279	星期三、星期四 13:00—15:30
223	青浦	青浦区华新镇社区卫生服务中心	青浦区华新镇华志路 800 号	59797552-8036	星期一 8:00—16:00 星期三 12:30—16:00
224	青浦	青浦区香花桥社区卫生服务中心	青浦区新桥路 1195 弄 1 号	59220214-8048	星期一、星期三 13:00—15:30
225	青浦	青浦区金泽镇社区卫生服务中心	青浦区金泽镇培育路 271 号	59261106-8020	周一、周三上午 8:30—10:30
226	青浦	青浦区重固镇社区卫生服务中心	青浦区重固镇联茂路 68 号	59784599-8049	星期一、星期三 8:30—11:00

（续表）

序号	区	名称	地址	联系电话	工作时间
227	青浦	青浦区练塘镇社区卫生服务中心	青浦区朱枫公路3619号	59255424	星期一、星期三 13:00—15:30
228	青浦	青浦区盈浦街道社区卫生服务中心	青浦区盈福路50号	59200153	星期三、星期五 8:30—11:00
229	奉贤	南桥镇社区卫生服务中心	环城西路373号	18939965712	周二、周四 13:00—15:00 新址VCT 2.19开始开诊
230	奉贤	奉浦街道卫生服务中心	奉浦街道吴塘路480号	15711677252	周二8:00—11:00，周四8:00—11:00
231	奉贤	庄行镇社区卫生服务中心	奉贤区庄行镇南亭公路3073号	57466335-1025	周一8:30—10:30，周三8:30—10:30
232	奉贤	邬桥社区卫生服务中心	奉贤区庄行镇邬桥社区汇中路126号	17321186307	周一8:00—11:00，周三8:00—11:00
233	奉贤	金汇镇社区卫生服务中心	奉贤区金汇镇金钱公路755号	57483323	周一13:00—16:00，周三13:00—16:00
234	奉贤	金海社区卫生服务中心	嘉园路299号	15001857482	周三、周五 8:00—10:00
235	奉贤	太日社区卫生服务中心	奉贤区金汇镇泰青路356号	57586816	周一8:00—11:00，周三8:00—11:00
236	奉贤	头桥社区卫生服务中心	奉贤区奉城镇头桥社区头桥东路386号	57551296	周一8:00—10:00，周三8:00—10:00
237	奉贤	塘外社区卫生服务中心	奉贤区奉城镇奉柘公路941号	17302129897	周一08:00—16:00
238	奉贤	奉城镇社区卫生服务中心	奉贤区奉城镇洪庙社区洪庙路95号	57131455-8027	周一8:00—10:00，周三8:00—10:00

（续表）

序号	区	名称	地址	联系电话	工作时间
239	奉贤	四团镇社区卫生服务中心	奉贤区四团镇天鹏路 48 号	57533457-8215	周一 8:00—10:00，周三 8:00—10:00
240	奉贤	平安社区卫生服务中心	奉贤区四团镇老四平公路 1471 号	18939966130	周二、周四 8:30—10:30 13:30—15:30
241	奉贤	青村镇社区卫生服务中心	奉贤区青村镇青村南路 182 号	57568745	周一 9:00—11:00，周三 9:00—11:00
242	奉贤	钱桥社区卫生服务中心	奉贤区青村镇钱桥社区长丰路 45 号	57590035	周一、周三 8:00—10:30
243	奉贤	光明社区卫生服务中心	奉贤区南桥镇光明社区优化路 108 号	57474432	周二 13:00—16:00，周三 8:00—11:00
244	奉贤	柘林镇社区卫生服务中心	奉贤区柘林镇钦林北路 70 号	57446205-8029	周二 8:00—10:00，周四 8:00—10:00
245	奉贤	新寺社区卫生服务中心	奉贤区柘林镇新寺社区沪杭公路 2491 号	57491263-8013	周二 8:00—11:00，周三 8:00—11:00
246	奉贤	胡桥社区卫生服务中心	奉贤区柘林镇胡桥社区农交路 33 弄 39 号	57456319-8620	周二 8:00—10:30，周五 13:00—15:30
247	奉贤	海湾医院	奉贤区海湾旅游区奉炮公路 1180 弄 1 号	57120437	周一 8:00—11:00，周四 8:00—11:00
248	奉贤	五四社区卫生服务中心	奉贤区海湾镇五四社区五四公路 1500 号	13162403218	周一 8:00—10:30，周二 13:00—15:00
249	奉贤	海湾镇社区卫生服务中心	奉贤区海湾镇海农公路 1438 号	57501487-6038	周一 8:00—11:30，周三 8:00—11:30
250	奉贤	区疾病预防控制中心	奉贤区南桥镇解放东路 931 号	57193545	周一 13:00—15:30，周二、四 8:30—11:00

（续表）

序号	区	名称	地址	联系电话	工作时间
251	奉贤	区妇幼保健所	奉贤区南桥镇望园南路1529弄1号B栋4楼	67137709	周一至周五 8:30—11:30，13:30—16:30，周六5月1日至9月30日 9:00—11:30 13:30—15:00 10月1日至4月30日 9:00—11:30 13:00—15:00
252	崇明	崇明区疾病预防控制中心	崇明城桥镇一江山路567号东小楼301室	69611813	周一、周二、周四 8:00—11:00
253	崇明	崇明区妇保所	城桥镇一江山路616号	59622692	周一至周五 8:00—11:00 13:00—16:00
254	崇明	新村社区卫生服务中心	崇明区新村乡星村公路2118号新村社区卫生服务中心一楼全科门诊内健康小屋	13801877268	每周一、周三、周五 8:00—11:00
255	崇明	绿华社区卫生服务中心	崇明区绿华镇东福路502号绿华社区卫生服务中心一楼预防保健科	18017206003	每周一、周二、周三 13:00—15:00
256	崇明	三星社区卫生服务中心	崇明区三星镇宏海公路4235—4237号三星社区卫生服务中心二楼203室	18916802221	每周一、周二、周四 13:00—16:00
257	崇明	庙镇社区卫生服务中心	崇明区宏海公路112号庙镇社区卫生服务中心门岗西边底楼健康小屋	69366317	每周一、周三、周五 8:00—11:00

（续表）

序号	区	名称	地址	联系电话	工作时间
258	崇明	城桥社区卫生服务中心	崇明区城桥镇花鸟路 309 号城桥镇社区卫生服务中心门诊二楼 A211-2	69620370	周二、周三、周四上午 8:00—11:00
259	崇明	建设社区卫生服务中心	崇明区建设镇白钥村 1269 号建设社区卫生服务中心一楼健康小屋	59331643-8011	每周一、周二、周四 8:00—11:00
260	崇明	港西社区卫生服务中心	崇明区三双公路 1581 弄 126 号港西社区卫生服务中心妇幼保健室	59671259	每周一、周二、周三 8:00—11:00
261	崇明	新河社区卫生服务中心	崇明区新河镇康复路 219 号新河社区卫生服务中心二楼 202 室	59683244	每周一、周二、周四 8:00—11:00
262	崇明	竖新社区卫生服务中心	崇明区竖新镇响椿路 98 号竖新社区卫生服务中心后三楼 315 室	59491829-8033	每周一 8:00—11:00；周三全天
263	崇明	堡镇社区卫生服务中心	崇明区堡镇达山路 377 号堡镇社区卫生服务中心门诊楼 A223 室	59423184 转 8037	每周一、周三、周五 8:00—11:00
264	崇明	港沿社区卫生服务中心	崇明区港沿镇港沿公路 1151 号港沿社区卫生服务中心预防保健科（一）	59463874	每周三全天；周六 8:00—11:00
265	崇明	向化社区卫生服务中心	崇明区向化镇向化大街 195 号向化社区卫生服务中心门诊二楼信息科	59475128	每周一、周三、周五 8:00—11:00

（续表）

序号	区	名称	地址	联系电话	工作时间
266	崇明	中兴镇社区卫生服务中心	崇明区中兴镇陈彷公路 2490 号中兴镇社区卫生服务中心门诊 2 楼	69441176	每周一、周二、周四 13:00—16:00
267	崇明	陈家镇社区卫生服务中心	崇明区陈家镇陈彷公路 250 号陈家镇社区卫生服务中心门诊一楼健康小屋	59431334-8021	每周一、周二、周四 8:00—11:00
268	崇明	横沙社区卫生服务中心	崇明区横沙乡民东路 1573 号横沙社区卫生服务中心门诊楼二楼 203 室	56890395	每周二、周三、周四 8:00—11:00
269	崇明	长兴社区卫生服务中心	崇明区长兴镇凤南路 59 号长兴社区卫生服务中心 2 号楼底楼 2114 室	66700009	每周一、周二、周三 13:00—16:00
270	崇明	新海社区卫生服务中心	崇明区新海镇北沿公路 3338 号新海社区卫生服务中心一楼健康小屋	18916990220	每周二、周四、周五 8:00—11:00
271	崇明	东平社区卫生服务中心	崇明区东平镇平悦路东平镇社区卫生服务中心 2 幢二楼卫生监督科	59666319-8052	每周一、周三、周五 8:00—11:00

附 11："12320"上海市卫生热线

上海市卫生热线是在国家卫生健康委员会领导下，由上海市卫生健康委员会主办的政府公益电话，主要负责受理市民有关健康保健、疾病预防方面的咨询和医疗卫生服务、突发公共卫生事件方面的投诉举报等工作。

热线于 2006 年 12 月 8 日正式开通，现设有 30 个人工座席，由 50 余位话务员和百余位由医学博士、专家、医学生组成志愿者团队负责提供咨询。开通以来，热线始终秉持"公共公益、便民利民、惠及百姓、方便实用"的服务宗旨，365 天 24 小时接听市民来电，发送健康提示短信，回复市民短信提问，组织在线访谈，发送微博微信，热线已然成为市民身边健康的"守护者"，为市民健康释疑解惑、保驾护航。